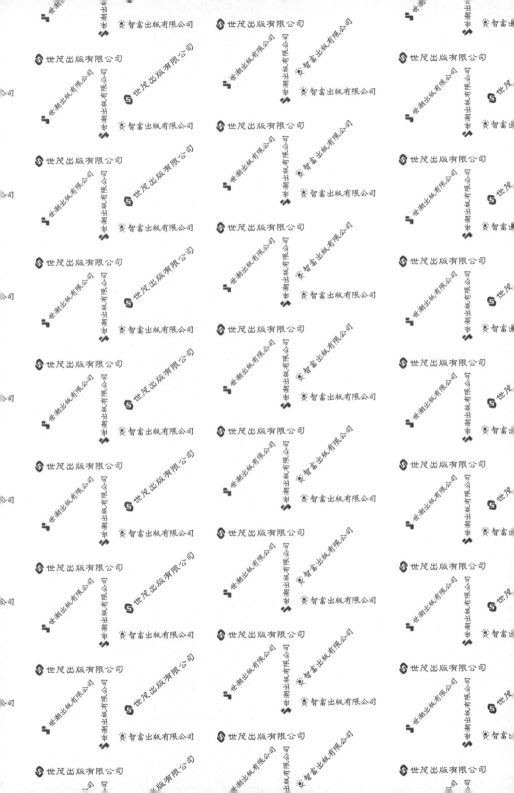

頭蓋骨按摩

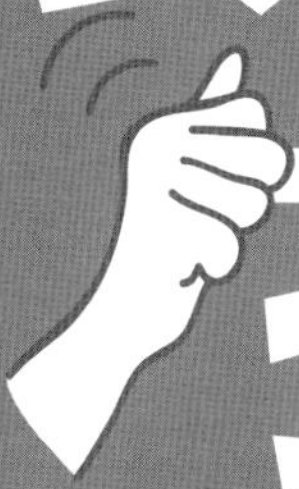

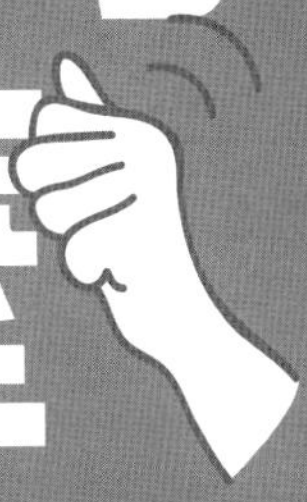

導引全書

ストレスとりたきゃ
頭蓋骨をもみなさい

日本專業按摩指壓師・六本木、寺林治療院院長
寺林陽介◎著

神經內科・耳鼻喉科醫師
內野勝行◎監修

楊鈺儀◎譯

「按摩頭蓋骨」，改善因壓力所導致的身心不適！

受到書名吸引而拿起這本書的你，現在或許正感受到某些壓力吧。

而且說不定還有以下這些身心上的問題：

「無論如何就是提不起勁，專注力也不夠。」

「雖然好像沒生病，但總是覺得身體很倦怠。」

前言

「我正為經久不癒的頭痛、肩膀僵硬、腰痛以及眼睛疲勞等問題煩惱不已。」

「一直持續有食慾不振跟拉肚子的情況。」

「感覺好像晚上沒能睡好覺。」

這時候，請務必嘗試本書的「頭蓋骨按摩」。

若身心的不適來自於壓力，很可能透過按摩頭蓋骨獲得改善。

或許有人會抱持疑問：「頭蓋骨能按摩嗎？」我們當然是不能按摩骨頭本身。

而是想著如按摩頭蓋骨般，好好按摩頭部肌肉的僵硬酸痛處。

這就是頭蓋骨按摩。

做法其實很簡單，我在PART1中會寫到。

也不需要工具。

早上起床時、做工作或家事時、念書的空檔、晚上睡覺前……。

只需要三分鐘，用自己的手按摩、溫暖頭部，大腦就會感到舒暢。

每日持續不斷，如先前所列舉的身心問題多少能夠獲得改善。

九九%的人頭部都很僵硬

那麼，為什麼只要按摩頭部，就能改善因壓力所導致的身心不適呢？

此前，我在日本以按摩指壓師以及針灸師的身分為超過兩萬名的患者進行過治療。

大家的身體問題都各有不同，覺得疼痛以及僵硬的地方當然也不同。

但是，令人吃驚的是，只有一個地方幾乎是所有患者都很僵硬。

那就是「頭部」。

只有一％左右的患者，頭部不會僵硬。

因此，我在施術時一定會特別留心地進行按摩，而患者就經常會對我說出如下的感想：

「頭部接受按摩後，大腦變舒暢，而且也有幹勁了。」

「視野瞬間變清晰了。」

「至今為止，就算揉腰也治不好的腰痛，在接受頭部按摩後就變舒暢了。」

「自從接受了頭部按摩，胃腸的狀況變好了。」

「晚上能熟睡了。」

聽了這些話之後，我以自己的方式想了很多，並導出以下結論：

「頭部是不是很容易受到壓力的影響而變得僵硬呢？」

「頭部的僵硬是否會造成各種身心問題，導致產生新的壓力呢？」

「是否只要消除頭部的僵硬，就能減輕心理壓力，改善身心的不適呢？」

頭部僵硬，會成為新的壓力來源

現代人身體中，有一個部位分明最認真勞動、常累積壓力、感到疲勞、僵硬，我們卻沒怎麼注意，也沒好好照護。

那就是頭部。

頭蓋骨以及頭皮之間，有「額肌」「顳肌」「枕肌」這些肌肉，在其中以及周圍，分布有很多細微的血管和神經。

而看東西、飲食、說話、思考時，頭部的肌肉會經常運作。

特別是現代人在看電腦、手機或處理龐大的情報時，頗為過度使用頭部的肌肉。

但是，不論是何種肌肉，若使用過度都會疲勞、僵硬，血液循環變差，產生僵硬痠痛。

此外，感受到壓力時，肌肉會緊張，血管會收縮。若持續感受到壓力，肌肉就會疲勞、僵硬，血液循環也會變差而產生僵硬痠痛。

感受到壓力時，大腦會進行處理。所以可以說，**頭部的肌肉最容易受到壓力的影響，因此最容易僵硬痠痛**。

然而，比起肩膀和脖子，我們並不會自覺到頭部的僵硬痠痛。大腦有一種作用是控制身體的狀態，若放著僵硬痠痛不管，**一旦壓迫到頭部的血管以及神經，大腦就無法順利捕捉到身體的情報，或是對身體發出指令**。

因此會造成各種問題，並產生新的壓力。

「頭蓋骨按摩」可緩解頭部的僵硬痠痛

在本書的PART1中，我會以彩色照片介紹「頭蓋骨按摩」的方法，以緩解形成壓力或是造成身心不適的原因——頭部的僵硬痠痛。

此外，頭部有許多重要的穴道。

在頭蓋骨按摩中，也會刺激到這些穴道。

一次三分鐘，用手搓揉頭部周圍即可。**只要這麼做，就能緩解頭部的僵硬痠痛，刺激各種各樣的穴道，使頭部舒暢。**只要做一次，大家應該就能感受到效果了。

另外在PART2與PART3中，會介紹到關於壓力與頭蓋骨按摩的詳細解說，以及體驗談，而在PART4跟PART5中，則會提到各種身心疾病、障礙與壓力之間的關聯。

有很多疾病以及障礙都是由壓力所引起。

當然，生病的時候一定要接受醫師適當的治療，但藉由按摩頭蓋骨來緩解頭部的僵硬痠痛，一定程度上也能避免類似疾病與障礙。

我衷心希望，即便是多一個人也好，藉由所有人都能簡單做到的頭蓋骨按摩，大家都可以擺脫壓力，健康長生。

寺林陽介

頭蓋骨按摩導引全書

目錄

PART 3 頭蓋骨按摩，身體變得好輕鬆！真實體驗……85

PART 4 頭痛和不明原因的身體疼痛不適，頭蓋骨按摩都有效！……93

PART 1

簡單緩解頭部僵硬酸痛！「頭蓋骨按摩」的做法

首先來記住頭蓋骨按摩的做法吧。
頭蓋骨按摩中，按摩的重點在於頭部肌肉中
尤其容易僵硬的耳上、太陽穴，以及後頭部。
只要做一次，應該就能感受到大腦變舒暢、視野變清晰。
早上起床時、家事以及工作的空檔、
入浴中、晚上睡覺前，只要有空都能做。
請在想到時就做做看吧。

頭蓋骨按摩重點

POINT 1 按摩時間建議一次約三分鐘。

POINT 2 用稍強的力道按摩，會更有效。不是只按摩頭皮，而像是要按摩到頭蓋骨那樣，請用手確實按壓以進行按摩。

POINT 3 溫暖頭部兩側時，若覺得「手好冷」「難以溫暖起來」，請雙手快速摩擦10～20次，溫暖雙手後再進行。

POINT 4 以自然的節奏呼吸（腹式呼吸）並按摩，除了有助放輕鬆，血液以及淋巴的循環也會變好。

POINT 5 若是頭部有受傷的人、頭痛的人、按摩中感到疼痛的人，請絕對不要勉強進行，應立刻暫停。

※病患或與孕婦請與醫生討論後再進行。
※效果因人而異。

頭蓋骨按摩的步驟

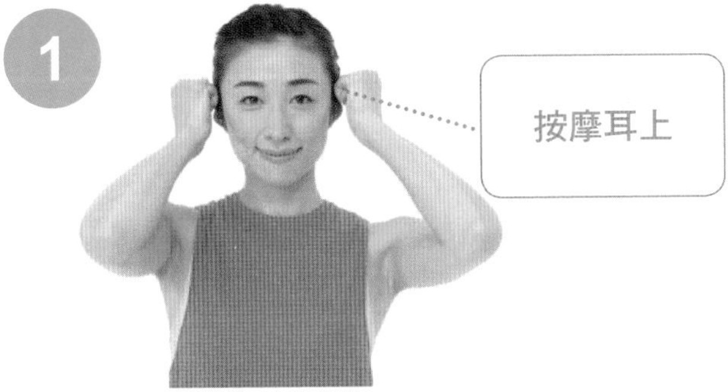

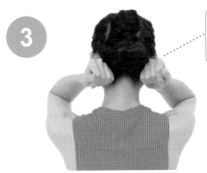

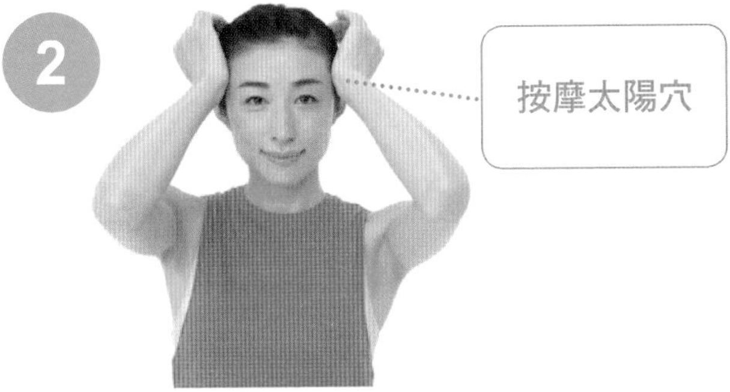

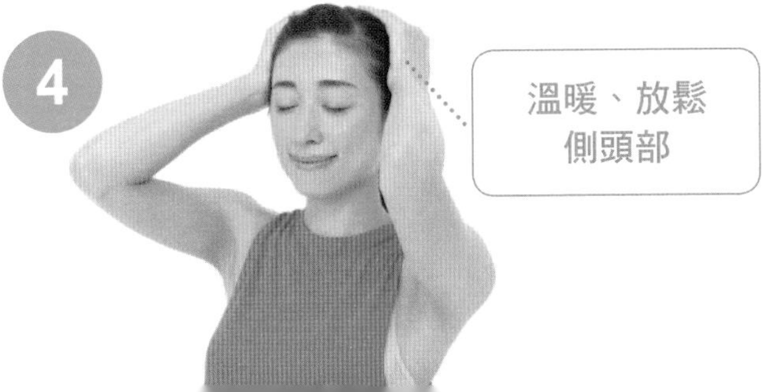

按摩耳上

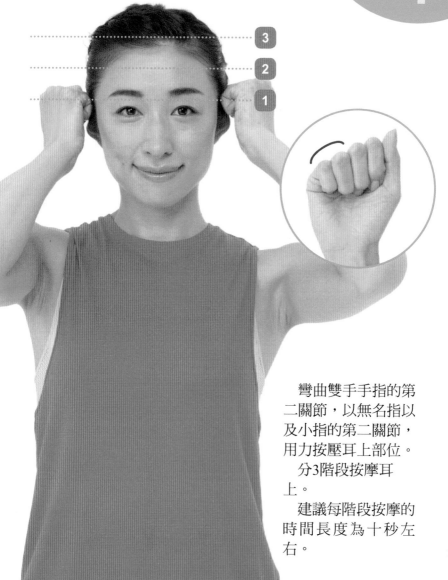

彎曲雙手手指的第二關節，以無名指以及小指的第二關節，用力按壓耳上部位。

分3階段按摩耳上。

建議每階段按摩的時間長度為十秒左右。

按摩耳上的步驟

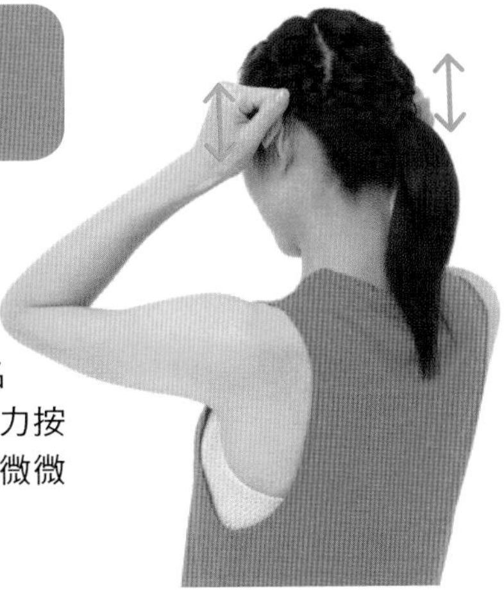

1 將手放在靠近耳朵的上方，以無名指以及小指的第二關節用力按壓。數到十，畫圈並上下微微移動手以進行按摩。

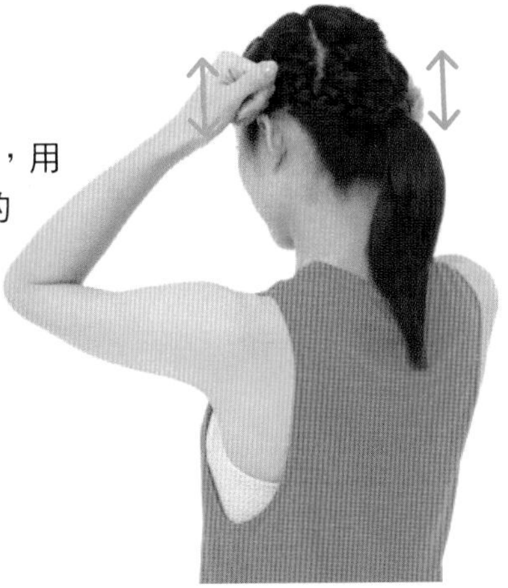

2 稍微提高雙手位置，用無名指以及小指的第二關節用力按壓。數到十，畫圈並上下微微移動手以進行按摩。

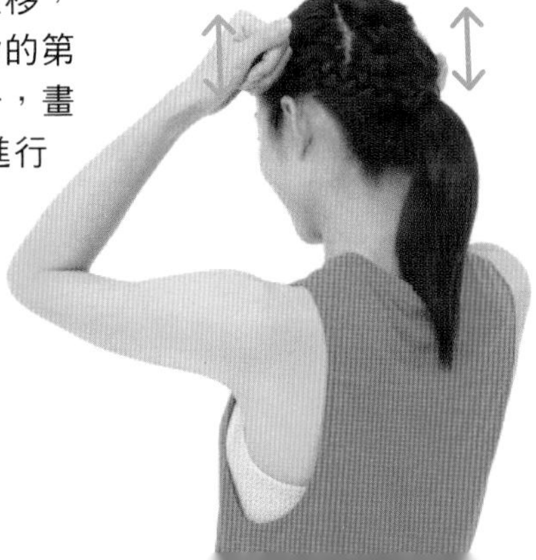

3 手的位置再稍微上移，用無名指以及小指的第二關節用力按壓。數到十，畫圈並上下微微移動手以進行按摩。

按摩太陽穴

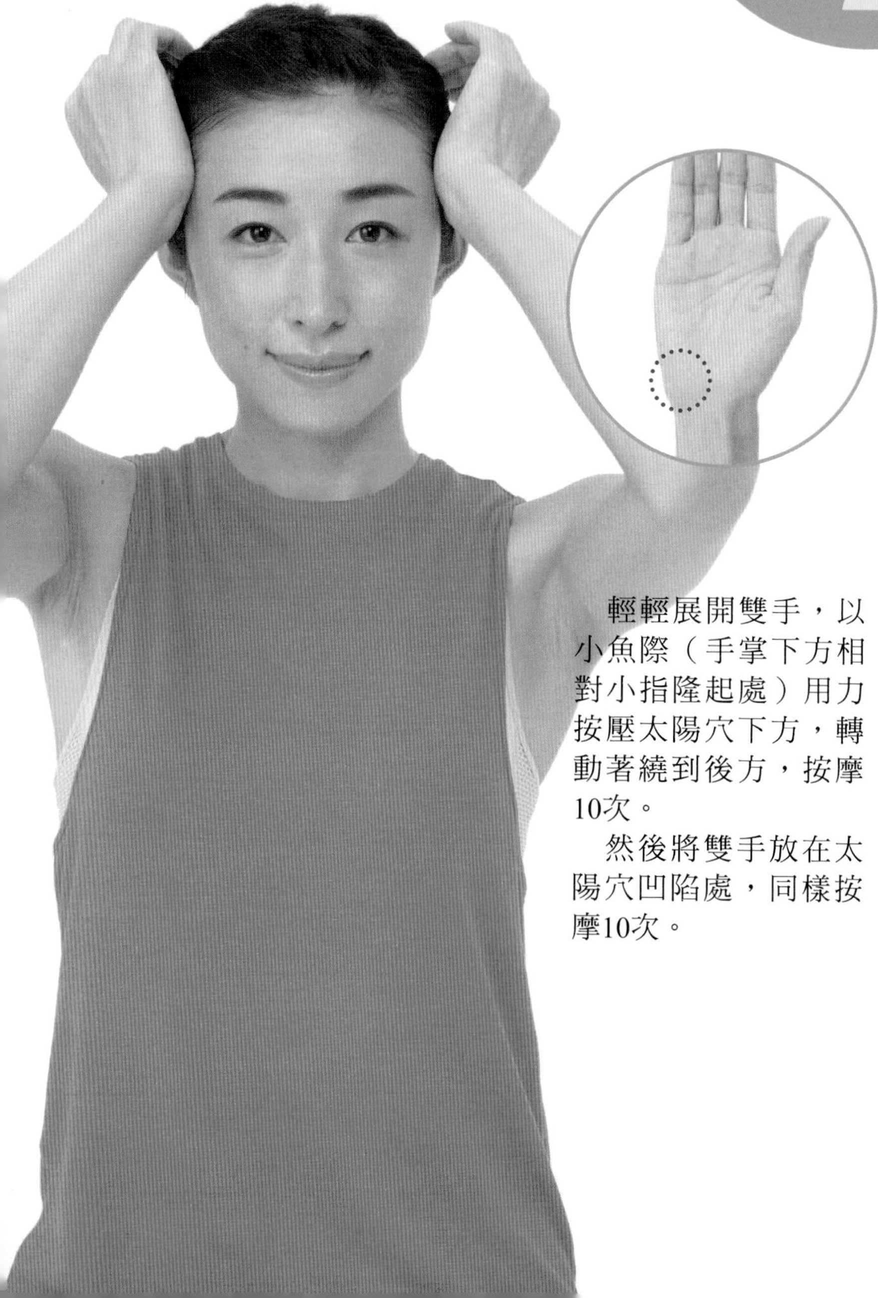

輕輕展開雙手，以小魚際（手掌下方相對小指隆起處）用力按壓太陽穴下方，轉動著繞到後方，按摩10次。

然後將雙手放在太陽穴凹陷處，同樣按摩10次。

按摩太陽穴的步驟

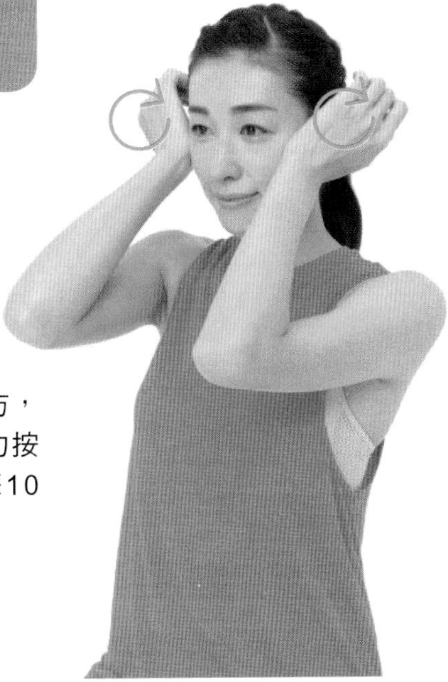

1 將手放在太陽穴下方，對準小魚際部位用力按壓。畫圈並往後繞，按摩10次。

▼

2 將手移動到太陽穴下方的凹陷處，對準小魚際部位用力按壓。畫圈並往後繞，按摩10次。

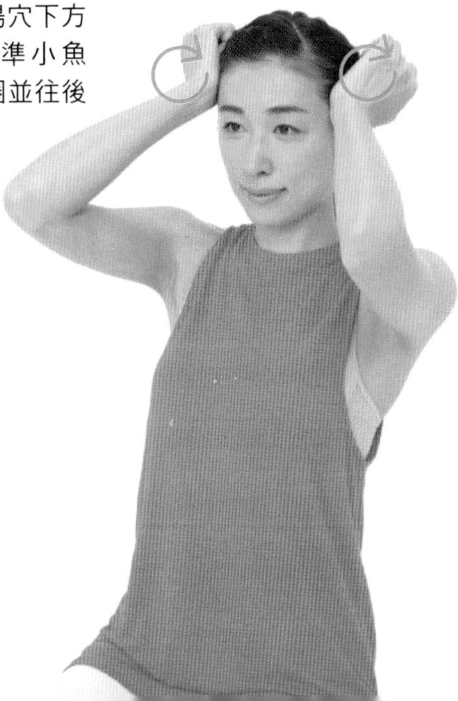

頭蓋骨按摩 3

按摩頭部後方

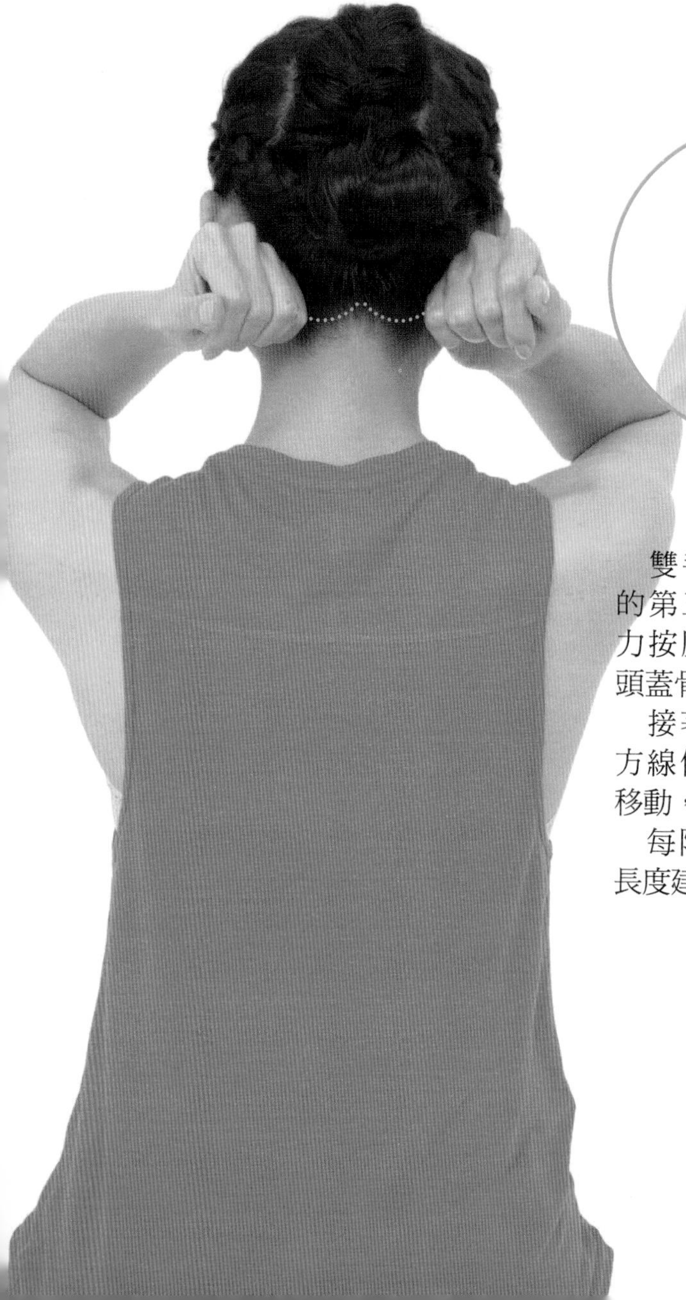

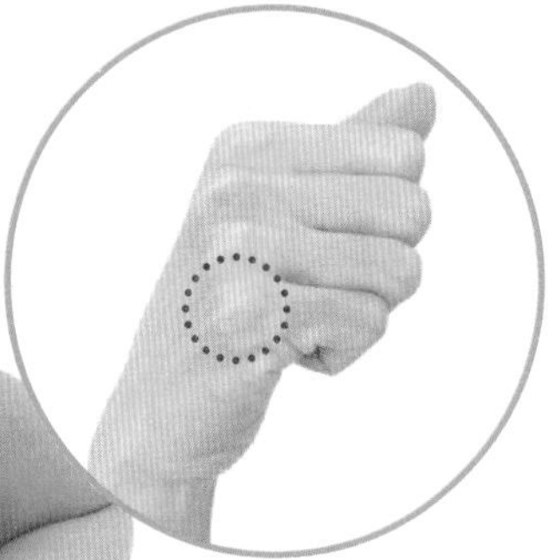

雙手握拳，以小指的第三關節部位，用力按壓後頭部耳下、頭蓋骨下方。

接著，沿頭蓋骨下方線條，手往中心部移動，分四階段按摩。

每階段按摩的時間長度建議數到十即可。

按摩頭部後方的步驟

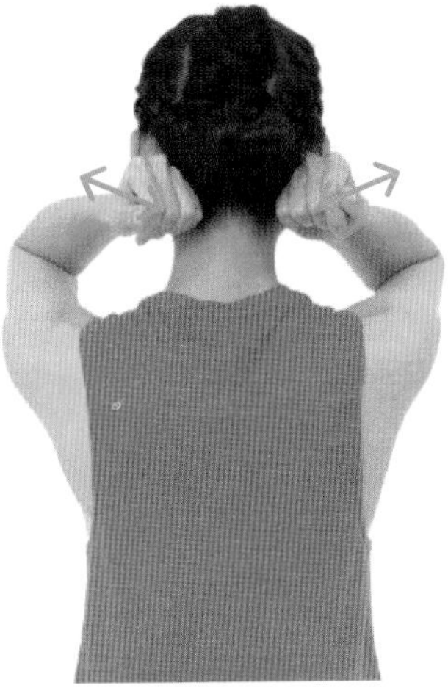

1 將小指第三關節用力按壓頭部後方耳下位置、頭蓋骨下方。從一數到十，同時雙手微微畫圈並左右移動按摩。

▼

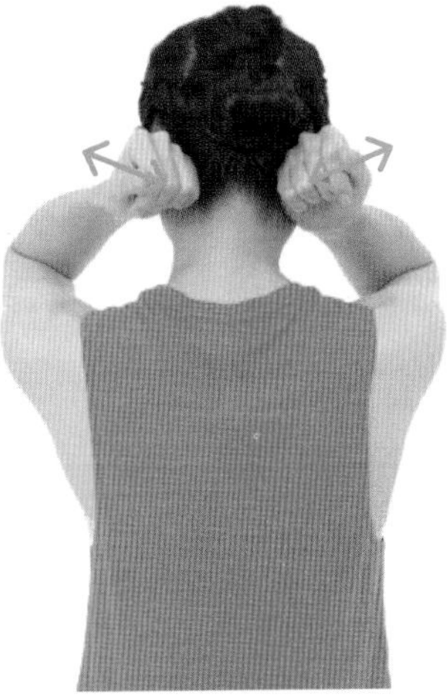

2 雙手的位置沿著頭蓋骨下方邊緣放置，略往中間靠近，以小指第三關節用力按壓。從一數到十，同時雙手微微畫圈並左右移動按摩。

▼

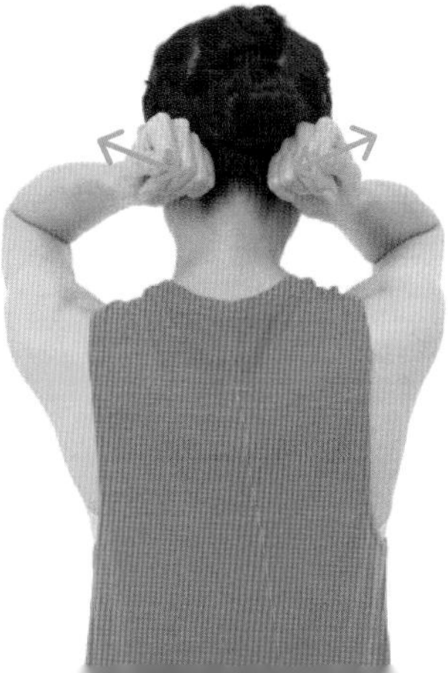

3 雙手的位置沿著頭蓋骨下方邊緣放置，略往中間靠近，以小指第三關節用力按壓。從一數到十，同時雙手微微畫圈並左右移動按摩。

▼

4 以單手小指的第三關節用力按壓後頭部左右與正中間、髮際邊緣稍微上方的凹陷處。
從一數到十，同時雙手微微畫圈並左右移動按摩。

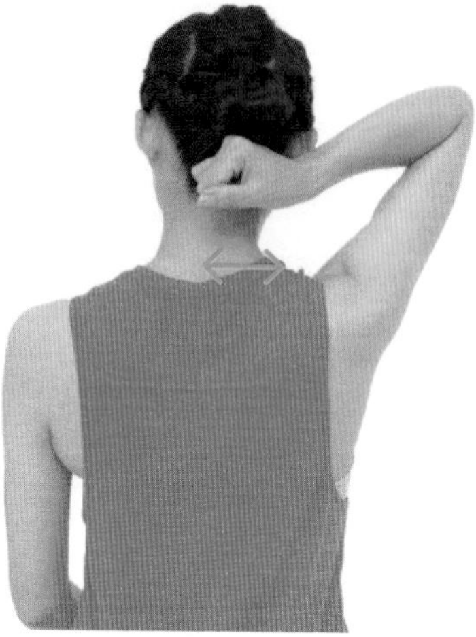

POINT

若難以用雙手按摩，也可以一次用一隻手。

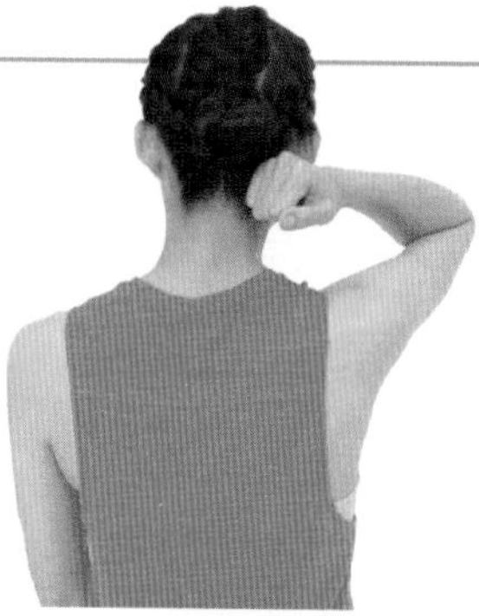

若難以用小指第三關節按壓4步驟，也可以用大拇指。

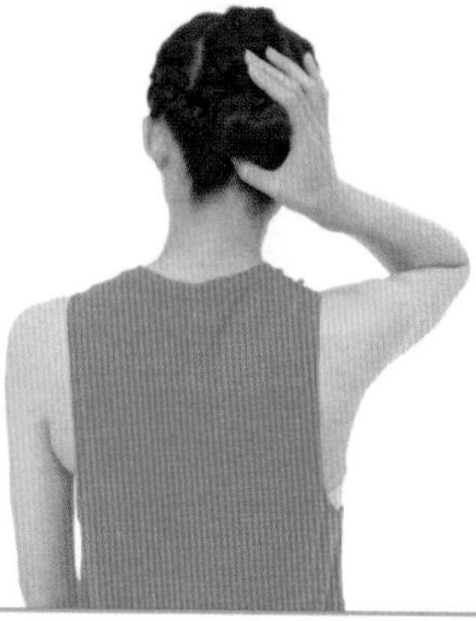

頭蓋骨按摩
4

溫暖、放鬆側頭部

閉上眼，雙手手掌放在側頭部的耳朵上方。稍微施加壓力以感受到手的溫暖，數到三十，最後做一個大大的深呼吸，手放開。

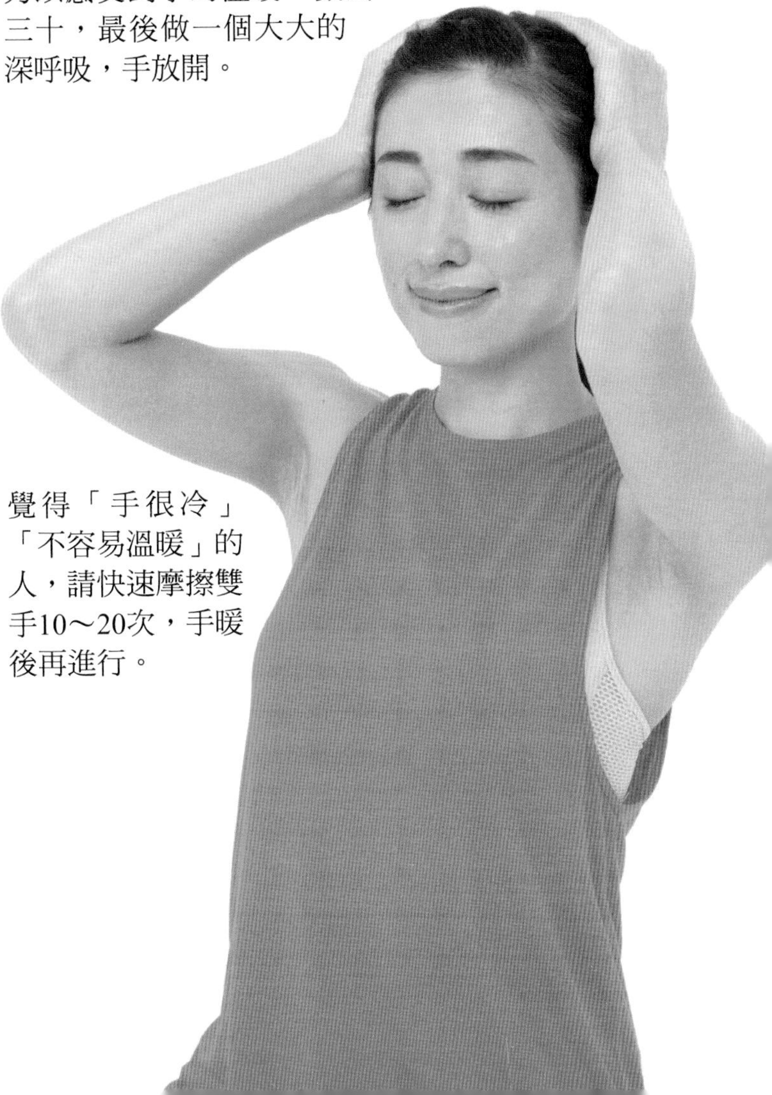

覺得「手很冷」「不容易溫暖」的人，請快速摩擦雙手10～20次，手暖後再進行。

頭部的穴道

頭部有很多重要的穴道。
藉由頭蓋骨按摩，
可輕鬆刺激這些穴道。

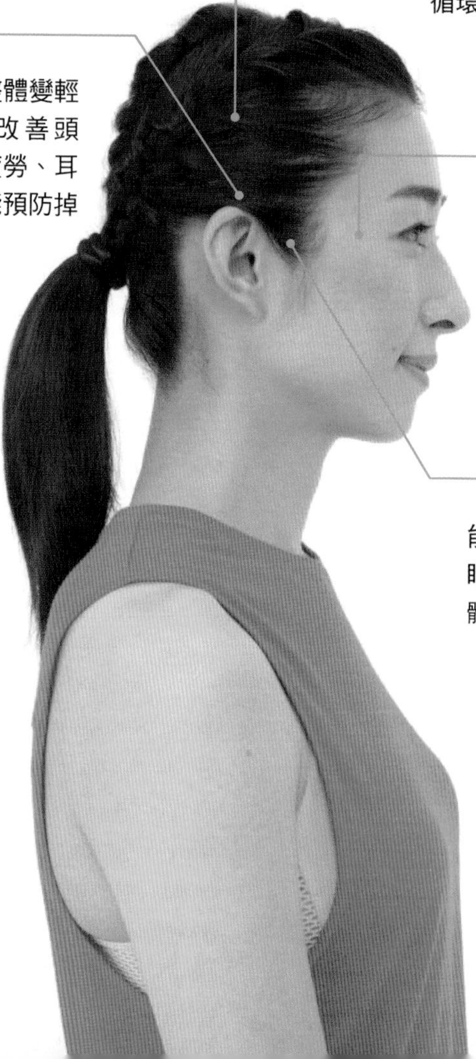

率谷

能有效改善頭部血液循環、頭痛、耳鳴等

角孫

能讓頭部整體變輕鬆，有效改善頭痛、眼睛疲勞、耳鳴等，還能預防掉髮。

太陽

能有效改善眼睛疲勞、眼睛痛、眼睛充血、視力模糊、老花眼等。

和髎

能有效改善頭痛、眼睛疲勞、耳鳴等。
髎音療。

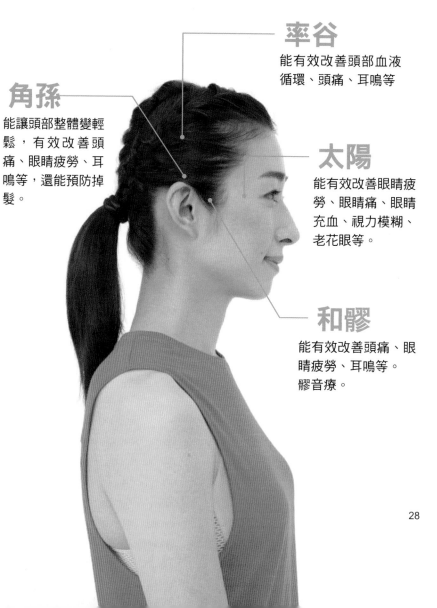

頭蓋骨按摩

天柱

調整自律神經平衡，有效改善頭痛、精神疲勞、眼睛疲勞以及充血、鼻炎、肩頸僵硬酸痛，還能穩定血壓、預防掉髮。

瘂門

能有效改善頭痛、頭重感、脖子僵硬酸痛、流鼻水、流鼻血、失眠等。瘂音亞。

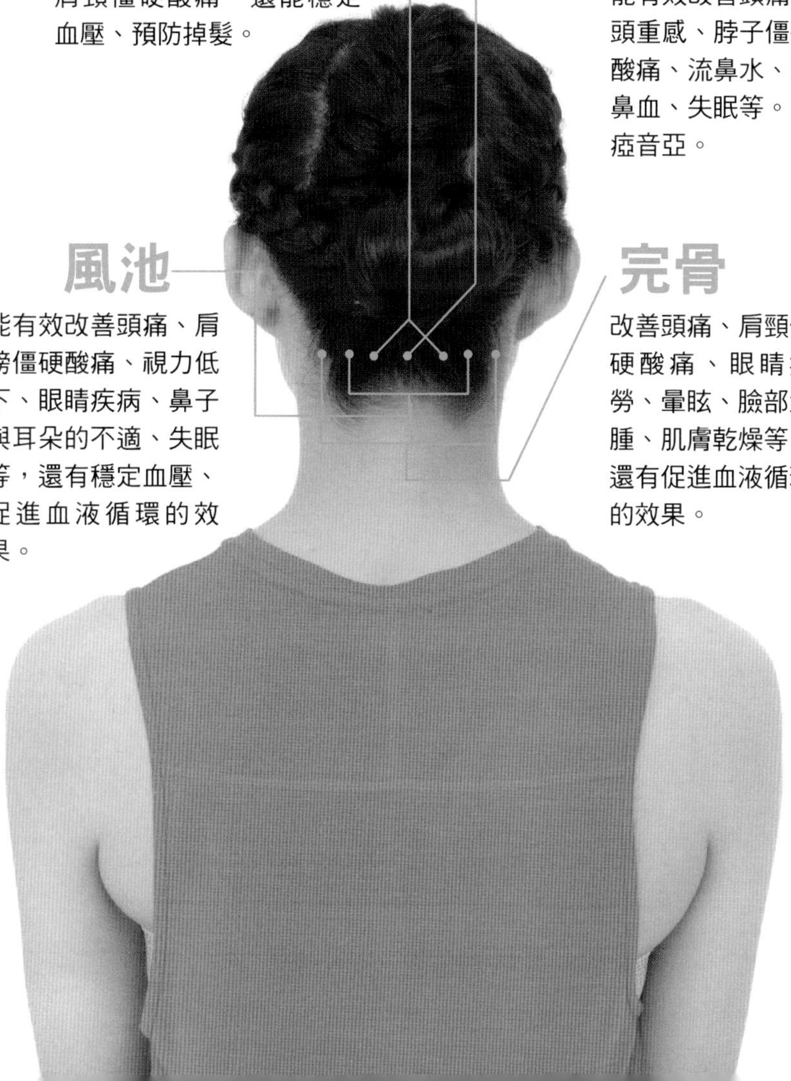

風池

能有效改善頭痛、肩膀僵硬酸痛、視力低下、眼睛疾病、鼻子與耳朵的不適、失眠等，還有穩定血壓、促進血液循環的效果。

完骨

改善頭痛、肩頸僵硬酸痛、眼睛疲勞、暈眩、臉部浮腫、肌膚乾燥等，還有促進血液循環的效果。

佳評如潮！
〔頭蓋骨按摩體驗者的回饋〕

「難以入睡、淺眠，最近臉也突然水腫。嘗試過各種快速入睡的方法，都沒什麼成效，但開始按摩頭蓋骨一陣子之後，睡眠情況變好，水腫也獲得改善。」（40多歲／女性／家庭主婦）

「近來我最關心的是血壓高低。此外或許因為年紀大了，掉髮很嚴重，這件事也造成壓力。因此我試著做頭蓋骨按摩，結果覺得血壓變穩定，掉髮的情況也好轉。」（50多歲／男性／公司員工）

「我因糖尿病而容易疲倦，每天都會睡一個小時的午覺，但開始進行頭蓋骨按摩後，身體變輕鬆了！午睡的時間也減少了一半。」（60多歲／女性／家庭主婦）

「因工作壓力而經常感到悶悶不樂，但持續做頭蓋骨按摩時，心情變得積極正向。放假日的精神也比較好。每年都令我煩惱的花粉症也減輕了。」（30多歲／男性／公司員工）

「我一直因為肩膀僵硬酸痛、眼睛疲勞以及頭痛而煩惱。進行一般按摩後不太有改善，但託頭蓋骨按摩的福，完全變好，也能專心好好工作了。」（30多歲／女性／公司員工）

透過頭蓋骨按摩可以消除頭部僵硬酸痛、

讓頭部與眼睛放鬆，

以及改善各種身心問題。

請務必讓頭蓋骨按摩

幫助你以及家人維護健康。

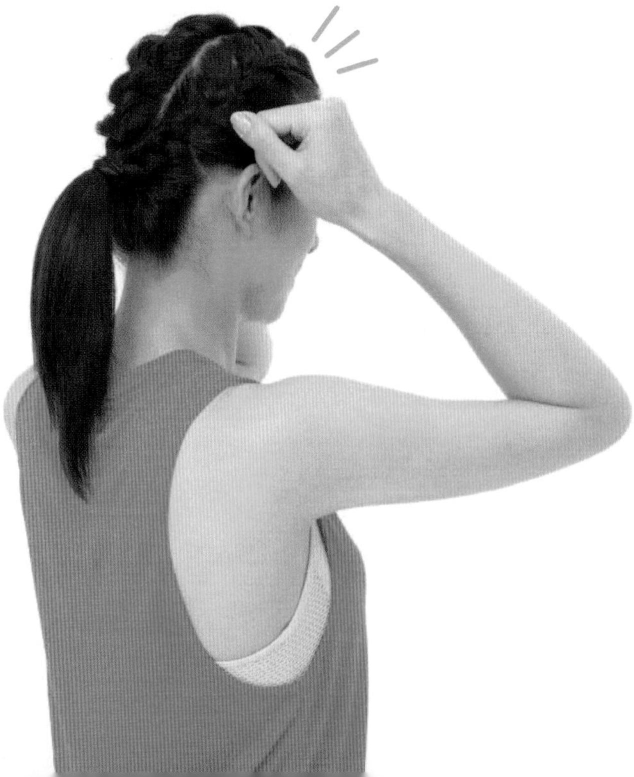

PART 2

每個人都能做的
頭蓋骨按摩，
緩解頭痛僵硬，
改善身心不適！

壓力的煩惱
帶來頭部不適症狀

無法脫離壓力的社會

這一段開始，我想先問大家一個問題。

「現在你們是否有壓力？」

拿起這本書的人，恐怕大半都會回答「有」吧。

經常有人會說：「現代社會充滿了壓力」。

和以前相比，社會變方便了，但像是「太忙了，沒有時間讓身心好好休息」的人，以及「每天都必須處理龐大的資訊，好累」的人也變多了吧。

其他會造成壓力的原因（壓力源），還有：

- 人際關係上的煩惱（與家人、朋友、職場上的同事以及主管、鄰居等關係不好，價值觀以及想法不合，孩子不聽話等）。
- 關於工作以及學習上的煩惱（壓力或是目標過高，職場環境以及勞動條件不好，沒有動力，無法專注，通勤上班上學很辛苦等）。
- 關於金錢上的煩惱（無法提升收入，支出增加，有負債等）。
- 關於自己以及家人未來的煩惱，疲於照護。
- 因生病、受傷等導致的身體不適以及睡眠不足。
- 看電腦、使用手機過度而導致眼睛、大腦疲勞。
- 離婚、搬家、與重要的人分別等，大環境出現變化。
- 氣溫變化、噪音、惡臭、病毒、花粉症等而導致身心俱疲。

我們一直生活在被壓力源圍繞著的環境中。

日本厚生勞動省曾在二〇一六年，以十二歲以上日本國民為對象，進行了「國民生活基礎調查」。根據此調查，在「是否有煩惱或是壓力」這個問題上，有四七・七%的人回答「有」。

此外，同樣在二〇一六年進行的另一個調查（博報堂生活總研「生活定點調查」）中，針對「是否有感受到壓力？」這個問題，實際上有七一・八%的人回到「有」。

也就是說，**有五~七成的日本人，生活中都有某些壓力**。

壓力是很貼近我們的存在，只要生活在社會中，每個人都一定會和壓力扯上關係。

好事也有壓力

那麼，再問一個問題。

「所謂的壓力，具體而言是什麼樣的東西呢？」

恐怕有人不知道該怎麼回答吧。

我們常會說「累積壓力」「最近壓力很大」，但確實理解「壓力」的人卻沒那麼多。

「壓力」本是物理學和機械工學的用語，指的是物體負荷某些東西時，該物體所產生的歪曲變形等。

例如用手壓凹橡膠製的球時，球就會產生「想要恢復原形」的力量。這個「想要恢復原形」的力量就是「壓力」，由外部施加的力量以及想要回到原本狀態的力量間所產生的緊張狀態，就稱之為「壓力狀態」。

這可以應用在生物上，「當生物受到某種刺激時，身心所產生的反應以及變化」，則稱為「壓力」。

此外，我們平常會將產生壓力的壓力源，稱為「壓力」。

而且許多人都會抱有「壓力是由於討厭的事所產生，會煩躁、憂鬱、不安、憤怒、焦慮」這樣的負面印象，但實際上有些壓力是來自於開心的事，也就是好事。

例如結婚、生產、升學等本該是令人開心的事，但因變化等於刺激，就會帶來壓力，讓身心變得不安定。

適度的壓力有助身心健康

此外，不論是因開心的事而產生，還是因討厭的事而產生，壓力有時對人來說具有加分的作用。

例如，「工作或考試的截止日期或目標」「公司交待重要的工作」「有個怎樣都不想輸的競爭對手」這類刺激，有時可以提高人的熱情與專注力，帶來希望、興奮感、成就感以及滿足感。

對身體來說，肌肉也能透過持續給予適度的負荷以及刺激而變發達，同時，透過持續受到溫度變化的刺激，調節體溫的機能也能正常運作。

當人們感受到壓力時，腦下垂體會分泌催產素。

催產素又稱為是「愛情荷爾蒙」「幸福荷爾蒙」，作用是能抑制不安感以及恐怖的情緒，帶來穩定，並提高渴望與他人交流的心情與信賴感，以及促進人體細胞分裂，修補創傷。

催產素大多是在與親近的人對話或是有肌膚接觸時分泌，但感受到壓力時也會分泌，是為保護身心遠離壓力的一種作用。

而且，「適度的壓力能活化大腦功能，提高記憶力」「培養自發性和復原力」。

若完全沒有壓力，人的身心都會漸漸變得脆弱。

對於壓力的耐受性，因人而異，但無須勉強就能忍受的「適度」壓力，對我們來說是必要而不可欠缺的。

每個人都能做的頭蓋骨按摩，緩解頭痛僵硬，改善身心不適！

壓力會擾亂自律神經，導致各種身體不適

過度的壓力是萬病之源

若是受到過大的衝擊，長久持續處於壓力狀態中，身心就會出現副作用。

例如被要求遵守不合邏輯的截止期限或目標，被賦予自己無法處理的工作，或若是一直輸給競爭對手，人就會失去幹勁，變得沮喪。

過度的壓力，也會帶來各種身體上的不適。

以「生活中發生了劇烈變動」「懷抱過於嚴重的煩惱」「持續忙到無法休息的狀態」等情形為例，可能引起頭痛或暈眩。

或者，心臟或腸胃的狀況出現異常，或是白髮增加，也可能失眠。

這些全都是過多的壓力所導致，若就這樣放著不管，有時還會引起癌症、心理疾病、腦血管疾病、憂鬱症以及飲食障礙等嚴重疾病。

過多的壓力簡直就是萬病之源。

保護身體健康的機制「恆定性」

那麼，過多的壓力為什麼，又是如何導致身體不適呢？

在說明這點之前，首先我要來簡單說明一下「恆定性」。

生物具有恆定性這個機能，也就是說，我們的身體不論遭受什麼刺激或外界環境有什麼變化，經常都能保持在一定狀態以適應環境。

人體水分不足時會口渴想要喝水，在大熱天流汗是為了降低體溫，將體內的老舊廢物以及從體外入侵的異物排出身體等，全都是因為恆定性的作用。

而恆定性是由人體以下系統所控制：

- **自律神經**
- **內分泌系統**
- **免疫系統**

在這之中，自律神經與我們的自主意識無關，是自行運作的神經，由「交感神經」以及「副交感神經」所組成。

基本來說，這兩種神經若交感神經居於優位，身體會處於緊張狀態；若副交感神經居於優位，就會放鬆。

兩者如蹺蹺板取得平衡，藉此進行維持生命所必需的腸胃蠕動、心臟跳動、代謝以及調節體溫，若某一種神經過於極端地居於優位，身心就會產生各種不適。

此外，體內荷爾蒙的分泌是由內分泌系統所控制，免疫系統會排除體內的有害病菌以及癌細胞等異物。

藉由這些作用，能保護我們的身體健康，但是**過多的壓力會破壞這些系統的平衡，妨礙恆定性正常運作。**

過多的壓力會破壞自律神經以及荷爾蒙的平衡

壓力首先會影響到自律神經以及內分泌系統。

感覺到壓力或恐怖，亦或是懷有煩惱時，交感神經會居於優位，刺激人體分泌去甲基腎上腺素（正腎上腺素）腎上腺素等神經傳導物質。

這些神經傳導物質基本上會產生的作用有：提升血糖值、心跳數、呼吸數以及體溫，收縮皮膚以及黏膜等部位血管，讓肌肉以及神經緊張，促進排汗，放大瞳孔，讓消化機能低下。

此時，人體還會分泌皮質醇、升糖素、甲狀腺素等荷爾蒙。

皮質醇又稱為「抗壓荷爾蒙」，有促進糖類、蛋白質等代謝，提高血壓以及血糖值，抑制炎症反應等效用。

這些都是為了與壓力戰鬥而活化身體的反應。

例如當敵人襲擊，生命遭受危險時（感受到壓力），生物必須選擇要和敵人戰鬥還是逃跑。

為了能夠在短時間快速反應，必須活化大腦與身體的功能。

因此，生物的身體一旦感受到壓力，就會抑制消化機能的活動，轉而將比平常更多的血液、糖分、酵素等送至大腦、心臟、肺臟以及肌肉。

通常來說，就算感受到壓力，使交感神經居於優位，之後將會分泌神經傳導物質「血清素」以安定情緒，慢慢平息反應。

然而，若是感受到非常強烈的壓力，或是持續感到壓力，就無法順利轉換成副交感神經，而會持續處於交感神經居於優位的狀態。

這麼一來，身心就一直無法放輕鬆，也不能安安穩穩睡覺，所以會漸漸累積疲勞。

若是血壓、血糖值、心跳數持續上升，會造成心臟、血管的負擔增加，提高心臟疾病、腦血管疾病、糖尿等疾病發病的風險。

此外若血管收縮，血液、營養、氧氣無法充分遍布全身，在健康、美容層面上會出現各種各樣的問題，如頭痛、肩膀僵硬、下肢發冷或水腫、掉髮或白髮等。

過多的壓力會擾亂自律神經以及內分泌系統的平衡，引起各種身心問題。

癌症、心肌梗塞、腦梗塞……壓力造成生命威脅

守護身體遠離癌細胞和病菌的免疫細胞

過多的壓力還會影響免疫系統。

我們平常的生活，暴露在各種病菌以及有害物質之中。

此外，人的體內，每天都會生成約三〇〇〇～五〇〇〇個的癌細胞。

即便如此，**我們仍不常生病、能健康生活，這都是拜「免疫力」之賜**。

負責免疫力的，是人體內約有兩兆個存在的免疫細胞。

免疫細胞的主體是白血球，主要存在於血液中，可大致分為以下三種：

· **單核球（巨噬細胞、樹狀細胞）**

・**淋巴球（T細胞、B細胞、NK自然殺手細胞）**

・**顆粒球（嗜中性球、嗜酸性球、嗜鹼性球）**

各種淋巴球的功用各異。單核球會處理大體積的異物以及老舊廢物，另一方面，當異物入侵體內時，也擔任通知其他免疫細胞的角色；淋巴球會驅逐小細胞以及病毒；顆粒球會吃掉大體積的異物。以這樣的方式，彼此聯繫，抑制從體外入侵或是體內產生的異物擴散，以守護身體，遠離疾病。

其中，屬於淋巴球的NK細胞會人體中巡邏，一旦發現癌細胞或受到病菌感染的細胞，就依次消滅，是優秀的「殺手」。

可以說，**「NK細胞是否活躍」大大左右了人體健康**。

失控的免疫細胞

自律神經負責調整免疫細胞數量的平衡。

健康的人，其免疫細胞占所有細胞的比例是：

- 單核約5%
- 淋巴球約51～60%
- 顆粒球約35～41%

當我們承受壓力，持續處於交感神經居於優位的狀態，會造成顆粒球增加，淋巴球減少。

淋巴球的T細胞以及NK細胞等，會處理癌細胞以及被病菌感染的細胞。

然而，一旦自律神經失調，導致淋巴球減少，活動變弱，就容易罹患感冒等感染症，或是容易罹患皰疹，或是增加能持續存活的癌細胞。

另一方面，顆粒球中的嗜中性球殺菌能力很高，主要會吞食細菌、黴菌等。

但是因為顆粒球的攻擊性很強，若數量過多，容易失控，甚至還會攻擊已經死亡的細菌，以及胃部和大腸中的幽門螺旋桿菌等與身體共生共存的細菌。

這會導致腸胃的黏膜受傷，引起胃潰瘍或潰瘍性大腸炎。

過多壓力干擾免疫系統

我們的身體有一個能夠控制白血球活動的系統，但過多的壓力會影響這個系統。

副腎位在左右腎臟的上方，一旦感受身心的壓力，就會分泌腎上腺素和皮質醇，讓血壓、血糖值、體溫、心跳數上升。

白血球的活動也是受到皮質醇的控制，但若身心長時間受到壓力，腎臟必須持續製造抗壓荷爾蒙——皮質醇。

結果造成「皮質醇分泌過多」、「副腎變得過於敏感，稍微有點小事就會分泌皮質醇」等現象，或是副腎因工作過度而疲勞，減少皮質醇的分泌量。

這麼一來，**皮質醇對白血球的控制會變得無效，造成白血球的活動變得異常，無法正確判斷外來異物**。

白血球會將不是外來異物的東西錯誤判斷，進行不必要的攻擊，或是相反地，放過外來異物，造成擴散、感染。

壓力會使體內的自由基增加，造成細胞生鏽

此外，顆粒球會使用自由基消化分解吃掉的細菌，並在壽命走向盡頭時放出自由基。

自由基是「氧化力很強的氧氣」。

由於殺菌力強大，在排除入侵人體的異物時會大大發揮作用，但另一方面，因其氧化力以及攻擊力很強，因此也會攻擊人體正常細胞，使其受傷「生鏽」。

結果會帶給身體許多不適。

例如，我們身體的細胞每天都會複製分裂，此時細胞內DNA的訊息也會被複

製。

但是，**若自由基過多，ＤＮＡ因自由基而受傷的訊息就會被錯誤複製，因而產生癌細胞，或是讓細胞提早老化。**

人體本來就具備有去除自由基的系統，這個系統稱為「抗氧化系統」，但是由於自由基不斷增加，抗氧化系統的活動會因年齡的增長而變弱，漸漸變得無法完全控制自由基。

過多的自由基，也會導致體內膽固醇以及中性脂肪氧化，變成脂質過氧化。

這些物質會附著在血管壁上，堵塞血管，讓血管變脆弱，因此引發高血壓或動脈硬化等，甚至心肌梗塞或腦梗塞。

壓力不但使血液循環變差，也降低免疫力

不僅如此。

免疫細胞會隨著血流，在人體中循環。

但是，若因壓力而導致血管收縮，持續血液循環不良，免疫細胞就無法遍布全身各處。

血液循環不良會使身體變冷，作為免疫細胞能量來源的蛋白酶活動也會減弱。

人體**體溫每下降一度，免疫力就會降低三〇%**。

若因過多的壓力而導致自律神經失調，免疫系統便無法正常運作。

最後，不僅過敏症狀會惡化、容易引發口內炎以及皰疹、容易罹患感冒等感染症，還會提高罹患胃潰瘍、潰瘍性大腸炎，甚至是心肌梗塞、腦梗塞等嚴重疾病的風險。

PART
2

每個人都能做的頭蓋骨按摩，緩解頭痛僵硬，改善身心不適！

緩解頭部疼痛僵硬，
可消除壓力，
改善身心不適！

如何消除壓力？

誠如我們至今所看到的，**過多的壓力會帶給身體各種不良影響**。

當我們感受到「累積了壓力」「要是再增加壓力下去就危險了」，此時請消除壓力。

這可說正是健康生活的秘訣。

但是，或許在各位之中有人會說：「我不知道消除壓力的方法。」

消除壓力的方法很多。

首先是**消除造成壓力的原因**。

若原因出在人際關係，可以試著和對方談談或是拉開距離。

若原因出在工作，可以尋求同事或主管的協助及建言，或是調整工作。

或許改變一下想事情的方式也不錯，像是想著「盡可能積極樂觀思考」「不需什麼事都做到完美」「一一處理眼前的問題就好」等，而以下這些情況，則是物理性消除壓力的方法：

- **跟別人聊聊自己所懷抱的煩惱、不安或不滿。**
- **適度活動身體或是去旅行，轉換心情。**
- **攝取維生素、鎂、鈣質等，強化抗壓性。**
- **悠閒地泡個澡，放輕鬆。**
- **好好睡個覺，讓身心獲得休息。**

壓力會使頭部變得容易僵硬痠痛，身心也會出現各種問題

在各位之中，或許有人會這麼說：

「造成壓力的原因太多了，很難全部消除。」

「雖然知道，但難以改變自己想事情的方式以及性格。」

「就算和人說了，也無法消除壓力。」

「我連好好睡個覺、吃頓飯、出去旅行的時間都沒有。」

我想推薦給這些人的，就是頭蓋骨按摩。

我已將頭蓋骨按摩的細節寫在PART1中。頭蓋骨按摩只需按摩頭部，一次進行三分鐘左右。

在工作、家事、學習的空檔，或入浴時、睡前稍微花點時間即可。不論什麼時間都可以做。

此外，不需要特別的工具，使用的只有自己的手。

只要這樣，就能消除過多的壓力。

「只是按摩頭部，真的就能消除壓力？」或許有人會如此心懷疑問，但實際上，頭部與壓力間有著深切的關係。

當我們感受到壓力，頭部一定會變得僵硬。

當大腦開始思考或是感受到壓力時，頭部的肌肉就容易疲勞或緊張。若持續感到壓力，頭部的肌肉會變得愈來愈疲勞，血液循環也會變差，並使得頭部變僵硬。

但是比起肩頸僵硬，頭部的僵硬難以自覺，所以容易受到忽略。

另一方面，**大腦有一種功用是控制身體狀態**。僵硬的頭部肌肉，一旦壓迫到頭部的血管、淋巴、神經等，大腦就無法順利獲取身體的訊息，發出身體指令。

即便消除了原來的壓力，若頭部持續僵硬，身心仍會出現各種問題，產生新的壓力。

因此，頭蓋骨按摩可緩解頭部的僵硬，不論對消除壓力還是改善因壓力所導致的身心不適，都非常重要。

一摸就知道！頭部的僵硬是壓力的計量器

觸摸頭皮，了解頭部僵硬的情況

那麼，以下我將進一步詳細說明，累積壓力時，頭部為何、又是如何僵硬的。

所謂「僵硬」，指的是**肌肉硬化、失去柔軟性的狀態**。

使用肌肉過度，或是長時間持續維持同一個姿勢，或是肌肉持續處於緊張狀態，肌肉便會疲勞、變硬，肌肉中會產生一種稱為「疲勞物質」的乳酸。

另一方面，肌肉中或肌肉周遭的血管以及淋巴，因被變硬的肌肉壓迫而收縮，導致循環變差，充足的營養以及氧氣無法運抵肌肉細胞，造成二氧化碳以及乳酸等老舊廢物難以排出而累積在體內。

因此，肌肉會愈來愈疲勞、硬化，僵硬會變嚴重……產生像這樣的惡性循環。

頭蓋骨以及頭皮間有薄博的肌肉，頭部前方以及額頭周圍的肌肉是「額肌」，頭部旁邊、位於耳朵上方的肌肉是「顳肌」，後頭部的肌肉是「枕肌」。

其他部位的肌肉也一樣，**一旦感受到壓力，頭部的肌肉會收緊，若持續這種狀態，就會感到疲勞、僵硬，血液循環以及淋巴的循環等都會變差。**

- **用手指按壓頭皮時，頭皮不會動或是可以感受到硬度。**
- **用兩根手指捏起頭皮時，難以捏起，或是感覺到痛。**
- **按壓額頭髮際後，凹陷難以復原，或留有手指的痕跡。**

像這些情況都是頭部僵硬的證據。

此外，頭皮顏色偏黃，也是累積有壓力以及疲勞的證據，紅色是血液循環不好的證據，頭皮偏軟則是表示淋巴循環不好。

壓力會使顳肌僵硬

此外，因應不同的壓力，僵硬地方也不同。

頭部的肌肉——顳肌，位在頭部兩側、太陽穴到耳朵上方周圍，與下顎的肌肉連動，特別容易僵硬。

顳肌多在看東西和飲食時運用，容易過度使用，因而造成疲勞。

此外，有些人有**咬牙或是磨牙的習慣，也會給顳肌帶來很大的負荷**。

專注在某件事上或是感受到壓力時，又或者是在睡眠間，有些人會在無意識中咬牙或磨牙。

當交感神經居於優位，身體會容易咬牙或磨牙，藉此釋放累積的壓力。

這會導致顳肌僵硬，發生頭痛以及眼睛深處的疼痛，或是使側頭部腫脹，頭幅變寬。

此外，顳肌若是變得僵硬痠痛、萎縮，又會導致咬牙或磨牙更嚴重，陷入惡性循環。

若是有了咬牙或是磨牙的習慣，也容易引起肩頸痠痛、發生牙周病、掉牙，以及顳頜關節症候群。

睡覺時咬牙或磨牙，表示身體處於緊張狀態，睡眠也比較淺。

當然，會變僵硬的不是只有顳肌。

大腦的額葉主司思考、思慮，**多慮、有許多煩惱的人，因為過度使用額葉，額肌尤其容易僵硬**。所謂「皺眉」，或許可說是人在思考時使用額肌的證明。

另一方面，枕葉負責處理視覺訊息，枕肌與肩頸以及後背的肌肉是相連的。**看太多、用太多電腦以及手機而感到疲倦的人，還有肩頸容易僵硬的人**，可以說**枕肌也容易僵硬**。

頭蓋骨按摩一次三分鐘，除了能緩解頭部僵硬疼痛，也能刺激重要穴道！

頭蓋骨按摩
4步驟揉開頭部僵硬

關於頭蓋骨按摩的做法，我已在PART1說明過，在此，將進一步具體解說頭蓋骨按摩所具有的效果。

頭蓋骨按摩是由以下4步驟所構成：

①按摩耳朵上方部位
②按摩太陽穴
③按摩頭部後方
④溫暖、放鬆兩側頭部

雖稱為「頭蓋骨按摩」，但我們並不是要進行頭蓋骨矯正。**實際上是揉開、消除頭部肌肉僵硬。**

若只是搓揉頭皮表面並沒什麼意義，但若能進行「有如揉開頭蓋骨」的按摩才有意義。

按摩太陽穴，緩解顳肌僵硬

接下來，我將說明各步驟的意義以及效果。

首先，①按摩耳朵上方部位。

這麼做是為了**揉開**頭部肌肉中最容易僵硬的**顳肌**。

按摩時，幾乎所有人都會實際感覺到這個部位的僵硬吧。

耳上部位按摩除了能消除壓力，也有助於改善咬牙與磨牙。

此外，在這個部位有兩個穴道：

- **「角孫」，能讓頭部整體變輕鬆，改善頭痛、眼睛疲勞以及耳鳴等，也有預防掉髮的效果。**
- **「率谷」，讓頭部血液循環變好，有效改善頭痛、耳鳴等症狀。**

其次是②按摩太陽穴。

這麼做可以**揉開顳肌**，尤其能改善**眼睛周圍的僵硬**。看太多電腦或手機而感覺到眼睛疲勞或壓力的人，只要進行這個按摩，眼睛跟情緒都能變得非常舒暢。

在這個部位，有兩個穴道：

- **「和髎」，「髎」音「療」，能有效改善頭痛、眼睛疲勞以及耳鳴。**
- **「太陽」，能有效改善眼睛疲勞、眼睛痛以及充血、視力模糊、老花眼。**

按摩後的「溫熱」，更能提升效果！

接著是③按摩頭部後方。

這麼做可以**緩解枕肌的僵硬**。

在這部位，具有以下幾個重要的穴道：

- **「天柱」，能調整自律神經的平衡，改善頭痛、精神疲勞、眼睛疲勞以及充血、鼻炎、肩頸僵硬等，還有穩定血壓、預防掉髮的效果。**
- **「風池」，能改善頭痛、肩膀僵硬、視力低下以及眼睛疾病、鼻子與耳朵的不**

適、失眠等，還有穩定血壓、促進血液循環的效果。

‧「完骨」，能改善頭痛、肩頸僵硬、眼睛疲勞、暈眩、臉部浮腫、肌膚乾燥等，還有促進血液循環的效果。

‧「瘂門」，「瘂」音「亞」，能有效改善頭痛、頭重感、頸部僵硬、流鼻水與流鼻血、失眠症等。

透過揉開這個部位，除了能消除壓力，還能改善以下這些症狀：

‧頭痛、頭部沈重感
‧肩頸僵硬
‧眼睛、鼻子、耳朵的不適
‧失眠

・高血壓

・血液循環不良

・注意力不集中或精神不濟

最後是④溫熱兩側頭部，放輕鬆。

其實，④可以說是頭蓋骨按摩中最主要的部分。

不要只是搓揉，做完按摩後，閉上眼，手放在側頭部，邊溫熱邊放輕鬆。

這**有助於提高①~③的按摩效果，消除壓力**。

只要實際做過，各位一定能感受其效果。

頭蓋骨按摩，一次只需三分鐘，就能緩解壓力。

請各位務必嘗試看看。

PART 3

頭蓋骨按摩，身體變得好輕鬆！真實體驗

60多歲／女性／主婦

頭蓋骨按摩讓我睡得好，並改善梅尼爾氏症*！

*梅尼爾氏症：又稱內淋巴水腫，會引起嚴重的眩暈、耳鳴，甚至可能導致聽力喪失。

上了年紀後，在健康面上感覺到許多不安，這對我而言形成了壓力。

尤其難過的是晚上不能好好睡覺。

我本來就怕冷，就算進入棉被中也會因手腳冰冷而難以入睡，不知道是不是因為年紀大了，這樣的情況愈來愈嚴重，晚上也會頻繁醒來。

此外，從某個時候開始，我常常會出現暈眩的情形，去了醫院後，**診斷是梅尼**

爾氏症。

女兒以前曾接受過寺林院長的施術，她建議我去寺林院長的治療院看看。我從未接受過按摩，但想著「如果能稍微好轉些就好」，於是前往詢問，而醫生摸了我的頭後說：「挺僵硬的呢」。

接下來，我接受了頭部的按摩後，首先**大腦就舒暢了些**，**心情也變好了**。

之後，我每天都持續做寺林院長教我的頭蓋骨按摩，結果不僅覺得會冷的情況好轉，晚上也容易入睡了。

而且，**暈眩也完全沒再發作過**。

託此之福，我沒了壓力，每天都過得很舒服，真的很感謝寺林院長。

40多歲／男性／公司員工

改善了因繁忙壓力導致的全身體不適症狀！

一年前，因成立了新事業，我突然變得忙碌起來。

當時，我連好好吃個飯的空閒時間都沒有，加上通勤來回至少要兩小時，晚上不但不能悠閒地泡澡，睡覺時間也不充裕。

而且，常常要在假日上班，持續著無法消除疲勞的每一天。

繁忙的日子過了約半年，雖度過高峰期，時間上稍微有些餘裕，但**在壓力最大**

的時期就開始的身體不適，像是肩膀僵硬以及眼睛疲勞等卻總沒改善。

在公司的健康檢查中，**我的血壓偏高**，也因而使我大受衝擊。

因此，我久違地前來接受寺林醫生的治療。

繁忙時，在時間上難有空閒，所以無法前去。

以前到醫生這兒來時，我每次也都會接受頭部的按摩，隔了許久再做按摩，我感覺眼前突然變明亮了起來。

醫生說：「**就算工作穩定了，頭部的肌肉仍是緊張的，造成了壓力。**」

最近，我每天都會進行頭蓋骨按摩，**身體上的不適頗有改善，血壓的數值也變得穩定**。

30多歲／女性／商店店員

頭蓋骨按摩緩和頭痛以及腰痛宿疾！

我一直都**為慢性頭痛而困擾**。

經常會受到箍緊頭般的疼痛、噁心、暈眩等所襲擊，而須在店後面休息。

此外，不知道是不是站著工作的時候較多，我的腰痛很嚴重，雖經常會去按摩揉腰部，但一直覺得沒有改善。

某次，在書上得知了寺林院長的治療院，我感到有興趣就去了一趟看看。

我一說我頭痛跟腰痛，院長就說：「或許是因為頭部僵硬的緣故」。

我想著：「頭痛就罷了，為什麼腰痛跟頭會有關係呢」並在當日接受全身與頭部的按摩。

施術後，院長教我頭蓋骨按摩的方法。

我抱著「反正沒那麼麻煩，要是這樣就能治好頭痛與腰痛，就算是意外的收穫了」的心情，半信半疑的每天持續進行，結果卻令我大吃一驚。

頭部僵硬的感受消失後過了一陣子，曾經那麼頑強的頭痛以及腰痛竟大為緩和。

院長說，**頭痛跟腰痛都是來自於壓力**。

的確，我因工作而造成許多壓力，或許和我的身體不適有關。

今後我也要常做頭蓋骨按摩，緩解頭部僵硬。

PART 4

頭痛和不明原因的
身體疼痛不適，
頭蓋骨按摩都有效！

揉散頭部緊繃，改善慢性頭痛！

頭痛不是小病

壓力以及頭部的僵硬，會造成各種身體上的不適以及疾病。其中的「慢性頭痛」，可以說與頭部僵硬有著非常深切的關係。

所謂的慢性頭痛，就是不斷重複出現的頭痛，與感冒或宿醉所引起的暫時性頭痛，以及蜘蛛膜下腔出血或腦出血等疾病所引起的頭痛並不相同。有相當多人為慢性頭痛所困擾，據說**每3～4人中就有1人「有頭痛」**。

此外，慢性頭痛可大致分為以下三種：

- **緊張型頭痛**
- **偏頭痛**
- **叢集性頭痛**

緊張型頭痛的發症與年齡、性別無關，頭的周邊會如被箍緊般出現鈍痛。有分為偶爾發作的「反覆性緊張型頭痛」，以及超過三個月以上，幾乎每天都會發作的「慢性緊張性頭痛」，並伴隨有肩頸僵硬、眼睛疲勞、噁心、暈眩、行走不穩、全身倦怠等症狀。

另一方面，偏頭痛則是以20～40多歲的女性居多。頭的單側或是兩側，發生如脈搏跳動般的抽痛，伴隨有想吐，或是對光、聲音、味道等很敏感的症狀。

發作是每星期一～二次，或是每個月一～二次的頻率間歇性出現，疼痛會持續4小時到數日。

此外，有的人則是同時產生緊張型頭痛與偏頭痛。

另外有一種叢集性頭痛，向來都是多發於20～30多歲男性身上，但最近似乎也可以在各種年齡的女性身上看到。

發作是在季節變換之間的一～二個月間，很集中的發生，單眼深處像眼珠要被挖出來般的疼痛。

疼痛大多出現在黎明，會持續一～二小時，有時也會伴隨有眼睛充血，眼淚與鼻涕齊流等症狀。

與緊張型頭痛、偏頭痛相較，患者數大為偏少，但是疼痛程度卻與心肌梗塞、輸尿管結石併稱為「三大劇痛」般的激烈，很多例子都是需長期休養，或是辭掉工作。

頭部與肩頸肌肉緊繃，是導致緊張型頭痛的原因

慢性頭痛有一種緊張型頭痛，是因從頭部連到背部的肌肉緊張所引起。駝背或是長時間坐辦公桌工作的人，無法避免地會帶給頭部、脖子、肩膀、背脊等處肌肉多餘的負擔。

這麼一來，肌肉會緊張，肌肉中的血管會收縮，血液循環會變差，難以排出乳酸等老舊廢物而囤積在肌肉中。

這有很大的可能性會刺激到神經，引起疼痛。

而且這樣不僅姿勢不佳，還會累**積精神上的壓力，引起緊張性頭痛**。

若長時間持續會感受到壓力的狀態，就會因交感神經的作用，導致肌肉緊張，血液循環容易變差。

而且**若持續感到壓力，調整腦內疼痛的機能就會降低，就算肌肉不再緊張，仍會發生頭痛**。

壓力解除反而會產生偏頭痛

另一方面，關於偏頭痛發生的原因，至今尚未完全明確。

不過，偏頭痛**很多時候都會發生在**解除深刻煩惱或結束責任重大的工作，**擺脫龐大壓力的瞬間**，所以我認為「或許是因壓力而長時間收縮的血管一口氣擴張開來，導致其周邊發炎，發生疼痛」。

而且睡太多、睡眠不足、低血糖、疲勞、女性荷爾蒙（雌激素）分泌量的變化、氣候或氣壓的急遽變化、特定食品（酒精、起司、亞硝酸鈉等）等因素，也會引起偏頭痛。

關於叢集性頭痛的原因，至今仍未明瞭，但我認為「或許是通過眼睛後方的血管（內頸動脈）擴張，引起周邊發炎而產生疼痛」。

另外，**抽煙、喝酒、氣壓的變化以及壓力等，也可能是引發叢集性頭痛**的契機。

解除壓力有助改善頭痛

關於慢性頭痛，有很多地方尚不明瞭，依據不同的頭痛種類，預防以及治療方法也不同。

不過，不論是哪種情況，**要預防發病或是阻止症狀的惡化，消除身心壓力絕對有效的。**

特別是患有緊張型頭痛的人，頭部的肌肉一定是僵硬的，而這將會形成壓力，使頭痛惡化。

要避免麻煩的頭痛，必須注意以下兩點：

・盡可能保持正確姿勢，不要長時間維持同一個姿勢。
・進行適度的運動或泡澡，以溫暖、舒散身體。

同時，利用頭蓋骨按摩，動作以揉散頭部的僵硬。

PART 4

頭痛和不明原因的身體疼痛不適，頭蓋骨按摩都有效！

改善肩膀僵硬、眼睛疲勞，打造與疼痛無緣的體質！

肩頸、腰部的疼痛也來自壓力

各位之中，有沒有人覺得頸部、肩膀以及腰部疼痛的？

在這些疼痛中，有因為脊椎、骨盤彎曲或是姿勢不良所導致，也有因心臟、腎臟或是胰臟等內臟疾病所導致，但**也有不少是因精神性壓力所引起**。

一旦感覺到壓力，交感神經就會居於優位，肌肉與神經會緊張，血管也會收縮。

壓力特別容易使脖子、肩膀、腰部周圍的血液流動變慢，無法運送充足的氧氣與營養給細胞，乳酸等老舊廢物無法順利排出而堆積，因此肌肉會愈來愈疲勞、硬化，變得僵硬及產生疼痛。

此外，**僵硬的肌肉或因營養不足而發炎的細胞，會刺激頸部、肩膀、腰部等神經**，有時**也會引起疼痛或麻痺**。

若壓力是暫時性的，最後副交感神經會產生作用，變得放鬆，但若壓力持續，無法獲得充足的睡眠或休息，就會累積僵硬與疲勞，疼痛將轉為慢性化。

壓力會讓眼睛疲勞惡化

其他像是眼睛疲勞，也是與壓力有密切關係的症狀。

眼睛疲勞的主要原因有：

·看太多電腦以及手機，用眼過度等。

·近視、散光、老花眼，因眼鏡或隱形眼鏡所造成的矯正不良。

·乾眼症、青光眼等眼部疾病。

·感冒、更年期障礙等疾病的影響。

近年來，因壓力所導致的眼睛疲勞有愈來愈多的趨勢。

一旦感覺到壓力，交感神經居於優位，眼睛周邊的肌肉就會變得過度緊張。

此外，電視以及電腦等螢幕畫面，由於光線，很容易刺激交感神經，讓肌肉更為緊張。

這麼一來，血液循環會惡化，氧氣以及營養素將難以送達眼睛周邊的肌肉以及細胞，眼睛就容易疲勞，或是會感覺到疼痛。

一旦自律神經失調，眼睛焦點會變得難以聚焦，更會造成眼睛的負擔。壓力可說是眼睛疲勞的大敵。

消除頭部僵硬，改善大腦與身體的交流

我在診療的時候，無論病人的症狀為何，一定會進行頭蓋骨按摩。我經常會聽到有人說「腰很痛，不論怎樣揉腰都治不好，但接受了頭蓋骨按摩後，疼痛就平息了」「肩膀變輕鬆了」「眼睛變舒服了」。

頭部一旦僵硬，變硬的肌肉會妨礙頭部血流、淋巴以及神經等的流動。

因此，**進行頭蓋骨按摩，解除頭部僵硬後，大腦與身體間的訊息交換就會變順暢，也能輕易改善身體上的各種不適。**

若因壓力而使身體產生疼痛，這又會產生新的壓力，因為會產生這樣的惡性循環，在情況變嚴重前，必須努力消除壓力。

出現以下這些症狀的人，請務必嘗試頭蓋骨按摩：

- **明明沒有做重度的勞動，脖子、肩膀以及腰卻很酸痛。**
- **肩膀一直覺得沉重。**
- **肩膀以及腰部有鈍痛。**
- **感覺到慢性的眼睛疲勞以及疼痛。**

調整腸胃狀況，改善食慾不振、腹瀉、便秘！

抗壓力荷爾蒙皮質醇引發食慾不振

壓力會讓腸胃發生許多不好的狀況。

例如食慾不振。

「有重大的煩惱，擔心到吃不下飯」有這類經驗的人應該不少吧。

感受到壓力時，交感神經居於優位，身體為了對抗壓力，需運送比平常更多的血液、糖分、氧氣等給大腦、心臟、肺和肌肉。

正因如此，**運送到胃腸等處的血液就減少，消化機能因此低下，導致無法適當消化食物，或是喪失食慾**。

此外，人的食慾是被位於大腦下視丘的「攝食中樞」與「飽食中樞」所控制。

身體一旦陷入能量不足的情況，攝食中樞會受到刺激，使人產生空腹感。

相反地，進食後，血液中的葡萄糖增加了，飽食中樞會受到刺激，使人產生飽足感。

但是，感受到壓力時會分泌抗壓力荷爾蒙皮質醇，其作用就是分解肌肉，製造葡萄糖。

因此，**一旦有壓力，就算不進食，血糖值也會上升，飽食中樞會錯以為「能量獲得了補給」，而變得「什麼都不想吃」「吃不下」**。

胃病是自律神經混亂所導致

我們經常會聽到「因壓力而導致胃痛」。壓力，有時還會帶給胃更嚴重的傷害。

因壓力所導致的胃病中，有「急性胃炎」「慢性胃炎」「神經性胃炎」「急性胃潰瘍」等，這些全都是因自律神經失調所產生。

我們進食後，通常身體會變成休息狀態，促進腸胃消化的副交感神經會居於優位，分泌適量的胃酸。

胃酸的效用是能消滅和食物一起入口的細菌，酸度很高，所以胃也會分泌保護胃黏膜的黏液。

副交感神經居於優位時，血流順暢，黏液就能充分遍布胃內。

但是，**若因壓力而導致交感神經持續居於優位的狀態，胃的血管會收縮，血流不順，黏液的分泌量也會減少。**

這麼一來，胃黏膜就會暴露在胃酸中，受到傷害。

相反地，若交感神經持續居於優位，為了抑制高昂的交感神經，副交感神經就會過於作動，胃酸會分泌過多而傷害胃黏膜。

若胃黏膜受到傷害，就會引起炎症，發生急性腸胃炎或是慢性胃炎。

此外，神經性胃炎是因自律神經混亂而使得胃的活動失控，蠕動運動（運送食物的活動）無法正常進行，胃酸分泌過多，所以才會出現胃痛、胃下垂、胃灼熱、食慾低下等症狀。

急性胃潰瘍也是因自律神經混亂而導致胃酸分泌過多，胃黏膜受傷，表面潰爛或穿孔，若惡化，將會出現激烈疼痛或出血等症狀。

腸子容易受壓力影響 又稱為「第二大腦」「思考器官」

壓力會帶給腸子傷害。

腸子又稱為「第二大腦」「思考器官」，是聚集許多神經以及血管的敏感臟

器。

而且人們認為，大腦跟腸子有著密切的連結而稱其為「腦腸相關」，單這樣看來，就可以說腸子很容易受到壓力的影響。

因壓力所導致的腸道疾病，最為人所知的就是「過敏性腸症候群」。

這個疾病是腸道本身沒有發炎或潰瘍等異常，但卻會慢性地不斷重複發生伴隨有腹痛的腹瀉以及便秘，所以類型有腹瀉型、便秘型、腹瀉與便秘交替發生的交替型，疼痛的程度也各有不同。

那麼，為何會引起腹瀉或便秘呢？

我們所吃的食物在胃部消化後，會被運送到腸子，於小腸吸收養分，殘渣繼續送往大腸。

這些殘渣中含有許多水分，水分通常會在大腸中被吸收，最後變成軟硬適中的糞便排泄出來。

腸子的這種運動是受到自律神經所控制。

但是，**感受到壓力，自律神經失調後，就無法順利調整腸內的水分，或是促使送出糞便時腸子的蠕動運動過快或停滯。**

結果就會排泄出含水量多的糞便，或是相反的，糞便水分過度吸收，而難以排泄出來。

壓力造成腸道過敏的原因

此外，不只自律神經混亂，當我們**感受到壓力時所分泌的神經傳導物質，也與過敏性腸道症候群相關**。

若因壓力而使得交感神經居於優位，多巴胺、去甲基腎上腺素以及血清素會大量分泌。

去甲基腎上腺素具有促進腸道菌增殖的作用，但小腸會視其為異物，激烈蠕動以排出體外。

結果，食物若在沒有充分消化的情況下，便快速將殘渣運送到大腸，很有可能會成為腹瀉的原因。

此外，體內的血清素有九成以上在腸道，腸內的血清素會讓腸道蠕動。

若感受到壓力，腸內血清素分泌過多，蠕動會過於激烈。

這麼一來，就會排泄出水分沒有被充分吸收的糞便，這也是造成腹瀉的原因。

只要有過一次壓力性腹瀉或便秘的經驗，就會引起「會不會又拉肚子呢？」「會不會又解不出大便呢？」的不安，這又更容易導致壓力。

結果造成很多時候，腹瀉與便秘變成慢性化，或惡化。

為了預防因壓力所引起的腸胃不適，或是預防情況變得慢性化、惡化，平時就要採取以下直接對腸胃的照護：

- **不要造成胃部負擔，選擇容易消化的食物。**

- **攝取食物纖維、比菲德氏菌、寡糖，調整腸道環境。**
- **生活規律。**

同時，在飲食前後盡可能記得放鬆，並進行頭蓋骨按摩，以解除頭部僵硬，消除壓力。

健康和美容的大敵，向「寒症」說再見！

寒冷會降低免疫力與基礎代謝率

壓力會帶給身體「寒症」。

所謂的寒症，指的是體溫顯著偏低的狀態，絕非疾病。

但是**有種說法是「寒症是萬病之源」，是各種疾病與不適的原因。**

身體只要一度感到冷，為了預防因散熱而使體溫更為下降，身體末稍的血管就會收縮。

這麼一來，血流會變差，必要的氧氣、營養與荷爾蒙等將無法運送到身體各處，所以細胞與臟器就無法好好工作。

因此，若持續感覺到冷，除了會有「就算穿厚衣服、泡澡，身體也無法溫暖起來」「就算鑽入被窩，手腳仍很冰冷而無法入睡」這些症狀，也容易出現疲勞、頭痛、肩膀僵硬酸痛、胃下垂、腹痛、便秘、腹瀉、生理不順等情形。

此外，**寒症會降低免疫力，因此容易感冒，或是提高罹患癌症等疾病的風險**。

若體溫降低，作為免疫細胞能量來源的酵素生產量會減少，免疫細胞的活動就會變遲鈍。

寒症也會妨礙減肥以及促進老化。

內臟的溫度只要下降一度，基礎代謝率便會下降12%。

一感到冷，身體就會想儲藏脂肪，熱量的消耗量會減少，因而容易變胖，或是由於新陳代謝速度變緩而有可能促進老化。

肌肉量變少，身體跟著變冷

雖一言以「寒症」蔽之，其實類型各有不同，而原因與對治方式法也不一樣。

首先是，肌肉量少所導致的寒症。

肌肉量愈多，代謝愈旺盛，產生熱量也愈多。

若肌肉量少，與之相應的，所產生的熱量也少，體溫難以上升。

只要進行適度的運動，增加肌肉量，就能改善這類型寒症。

此外，有抽煙習慣、有動脈硬化且血管變硬，或是因糖尿病而導致血液濃稠時，會因血液循環不良，氧氣以及營養素無法遍及末肢細胞而產生寒症。而吃了過多會使身體冷卻的食物、待在冷氣房太久，也是導致寒症的原因。

關於這些情況，調整生活習慣，並進行疾病的治療，就能改善寒症。

因壓力所導致的寒症通常難以察覺

另一方面，據說近年來正在增加的就是「因壓力所導致的寒症」。

一感受到壓力，交感神經會居於優位，血管會收縮，所以血流會變差，身體容易變冷。

自律神經通常會透過流汗來調節體溫，**若持續交感神經居於優位的狀態，不但無法順利與副交感神經做切換，調節體溫的機能也就無法順利運作。**

因此，壓力所導致的寒症，與其他原因所導致的寒症相比有以下特徵：

- **不容易流汗，只會在手掌、腳底、腋下等處部分出汗。**
- **因為身體裡面是冷的，想要從外界使身體變暖，效果不太好。**
- **身體經常處於緊張狀態，所以睡眠很淺，肩膀以及腰等處會僵硬疼痛。**
- **強烈感受到煩躁與不安。**

這些因自律神經失調所導致的特徵會更為顯著。

難以自覺到有寒症，也是因壓力所導致的寒症的特徵。

因此，不論本人是否覺得「身體很冷」，身體都會漸漸變冷，且會發生以下的惡性循環：

・寒症沒改善，因寒症所導致的身體不適成為壓力。

←

・持續交感神經居於優位的狀態・血液循環不良。

←

・寒症惡化，更導致自律神經混亂。

有時發現到時，已經是重度的寒症了。

而寒症惡化時，很多時候都會帶來身心傷害，容易併發全身的倦怠感、自律神經失調症、憂鬱狀態等嚴重的症狀，以及全身不適。

要改善因壓力所導致的寒症，除了採取「食用能溫熱身體的食物」「多重穿著薄的衣服以方便調整體溫」這些對策，還必須遵循以下方式以調整自律神經的平衡：

．一天結束後，好好泡個澡，放鬆同時又溫暖身體。

．過著規律的生活，減少看電腦與手機的時間，睡眠充足。

此外，或許要除去壓力源本身很難，但透過頭蓋骨按摩來緩解頭部僵硬、消除壓力，對壓力所導致的寒症是有效的。

調整混亂的荷爾蒙，改善更年期障礙症狀

超過百種荷爾蒙的複雜作用

人類體內存在有各種各樣的荷爾蒙。**人體中存在一百種以上功能各異的荷爾蒙**，既會相互影響，也會調節身體中各種運動。

身心健康的時候，荷爾蒙分泌的時機以及量會好好受到控制，若因為某種原因而使分泌的荷爾蒙量過多或過少，人體會失去平衡，產生不適。

而過多的壓力也是導致荷爾蒙失衡的原因之一。

若因為自律神經混亂、頭部僵硬而阻礙血液以及神經的作用，由大腦所發布、與荷爾蒙分泌或形成等相關指令，將無法順利傳達，造成荷爾蒙的運輸遲滯。

壓力是造成生理不順的重要原因

女性的生理，或許可以說特別容易受到「因壓力而導致荷爾蒙混亂」的影響。

正常的生理週期大概是28天前後，出血天數約是3～7天，這個週期基本上是來自於卵巢所製造的雌激素以及黃體素這類女性荷爾蒙，在良好平衡的狀態下有確實分泌、控制。

雌激素的效用有：促進子宮發育以及子宮內膜增生，其他還有促進膠原形成、保持肌膚彈性潤澤、維持骨骼以及血管的健康、促進毛髮生長，以及增加好膽固醇。

此外，黃體素的效用則是軟化子宮內膜、提升基礎體溫、打造容易懷孕的身體、維持妊娠狀態，其他還有促進皮脂分泌等。

但是，若因某些理由而導致這兩個女性荷爾蒙失衡，就會出現「生理期混亂」「長時間持續出血」等症狀。

就像這樣，造成所謂「生理不順」的原因，雖然有人認為有「過度減肥」「飲食生活不均衡」「寒症」「子宮肌瘤」等，但其中帶來最大影響的，就是壓力。

壓力大的人更年期障礙症狀容易加重？

此外，**更年期障礙也與壓力息息相關**。

更年期障礙發生在停經前後（45～55歲左右），雌激素以及黃體素的分泌量急遽減少，因而出現荷爾蒙失衡、熱潮紅（突然發熱、面紅耳赤、大量流汗）、心悸、喘氣、暈眩、高血壓、憂鬱、專注力低下等症狀。

壓力大的人，這些症狀的表現容易更強烈。

雌激素能抑制交感神經活動、促進副交感神經活動，雌激素一旦減少，自律神經失調，交感神經就容易居於優位。

有壓力的人雖是交感神經居於優位，但因加上受到雌激素減少的影響，症狀容易變嚴重。

而且更年期障礙導致的身心不適、身體變化伴隨著煩惱、不安，也會成為極大的壓力。

壓力阻礙性荷爾蒙和DHEA的分泌

此外，**更年期障礙不僅與女性荷爾蒙有關，還和腎上腺皮質所製造的一種性荷爾蒙——DHEA（脫氫表雄酮，Dehydroepiandrosterone）有關。**

DHEA又稱為「荷爾蒙之母」，會在體內轉變成男性荷爾蒙的睪固酮以及女性荷爾蒙等50種荷爾蒙。

男性體內有少量女性荷爾蒙，而女性也需要少量男性荷爾蒙，這都有賴於來自DHEA的性荷爾蒙。

對更年期女性來說，來自DHEA的女性荷爾蒙非常重要。

停經後數年，卵巢分泌的雌激素會是以往的40％左右，而黃體素則幾乎不分泌，若DHEA有分泌，不僅荷爾蒙不會快速失衡，也能緩和更年期障礙。

對男性來說，DHEA也非常重要。

在男性荷爾蒙中，有95%是由精巢所製造的睪固酮。

雖有個人差異，但迎來更年期時，很多男性體內的睪固酮都會減少，也就是會出現像是「男性更年期障礙」的症狀。

而男性荷爾蒙的5%是DHEA，若精巢所製造的睪固酮減少了，DHEA就會活化。

但是，壓力會阻礙性荷爾蒙以及DHEA的分泌。

不論是卵巢與精巢所製造的性荷爾蒙，還是腎上腺皮質所製造的DHEA，都是以肝臟所生產的膽固醇為原料。

腎上腺皮質雖會製造抗壓力荷爾蒙的皮質醇，但若有了壓力，大腦會優先分泌皮質醇。

結果就是運送至卵巢以及精巢的膽固醇量減少，降低性荷爾蒙的品質、數量、濃度。

此外，**若有壓力，腎上腺則會以分泌皮質醇、腎上腺素、去甲基腎上腺素為優先，延後分泌DHEA**。

壓力若持續長時間，有時會造成腎上腺素本身疲勞。

因為這個原因，導致本來可以抵擋女性荷爾蒙與男性荷爾蒙減少的DHEA減少分泌，結果容易使更年期障礙的症狀加重。

過多的壓力會擾亂荷爾蒙的平衡，帶給身體各種負面影響。

在緩解生理不順以及更年期障礙等症狀時，注意不給身心帶來壓力，勤奮地揉開頭部僵硬，才能發揮成效。

PART 4

頭痛和不明原因的身體疼痛不適，頭蓋骨按摩都有效！

調整免疫細胞作用，遠離過敏！

過敏的原因是免疫反應過度

關於免疫力、免疫細胞，我已在PART2中說過，免疫力原本應該是要守護人類遠離疾病與有害物質的，但有時卻會帶來大問題。就是過敏。

通常來說，病菌以及有害物質（抗原）一旦進入體內，人體就會製造與這些物質進行特異性結合的抗體。抗體可與抗原相結合，因此容易將抗原排出體外。

但是，因某些原因，花粉或食物等並非特別會危害人體的物質進入體內時，有時也會刺激人體產生抗體。

一旦這種抗體與花粉等抗原結合，就會刺激人體分泌組織胺以及白三烯等化學物質，這些化學物質會隨著血管循環全身，刺激神經，引起腫脹或發炎。

以花粉症為首，各種過敏都是像這樣，由於免疫的過度反應所引起。

腸道環境不好，會導致免疫細胞失控

引起免疫過度反應的原因很多。

例如，腸道環境的惡化。

腸道會吸收由食物所獲取的營養素，而有六成的免疫細胞，聚集在腸道中。這是為了要排除和食物一起吃進來的病菌以及有害物質。

但是，若腸道環境惡化，免疫細胞變得不能正常運作，連原本無害的食物，以及尚未消化的蛋白質視為敵人，進行攻擊。

而**腸道環境的惡化與壓力有很大的關係**。因壓力而導致血液以及淋巴流動變差，以腸道為首，氧氣以及營養將無法充分送達內臟，這麼一來，內臟的機能就會降低。

因此，會引起消化不良、無法順利排出對身體來說不需要的東西，造成腸道環境的惡化。

過度壓力造成皮質醇分泌失控，引起過敏

此外，**因壓力而導致皮質醇分泌量混亂，也是引起免疫過度反應的原因。**

由於人體感受到壓力會分泌抗壓力荷爾蒙——皮質醇，具有控制免疫作用的效用。

強大的壓力容易損害身體健康，是因為皮質醇增加，抑制免疫作用，可使細菌或是病毒變得容易入侵體內。

然而，若因過多的壓力而導致皮質醇的大量製造，腎上腺素以及對腎上腺素發

出指令的自律神經就會疲勞，接著反過來導致皮質醇的分泌減少。

結果，免疫細胞會過於活化，變得不受控制，容易引起過敏、惡化。

就像這樣，壓力與免疫的過度反應互有相關聯。

因此，想要減輕過敏症狀，必須解除壓力。

向壓力肥胖以及水腫說再見！有助減重！

壓力會使人容易發胖？

壓力是減重的大敵。

我們經常會聽到「一旦累積壓力，就會想吃甜食」，這麼說是有原因的。吃下甜食，大腦內的快樂中樞會受到刺激，生成「β腦內啡」這個物質。β腦內啡能有效穩定情緒、讓人放輕鬆。

另一方面，血清素也能穩定心情，這種物質是將肉類以及魚類中所含有的色胺酸，這是一種胺基酸，運送到大腦後製造出來的。而負責將色胺酸運送到大腦的就是葡萄糖。

也就是說，**累積壓力時，我們會為了藉由β腦內啡或是血清素，來讓自己情緒趨於穩定，而渴求糖分**。

此外，感受到壓力時，分泌的皮質醇為了**守護身體免受壓力影響，會進行提升血壓與血糖值**的運作。

此時，因為皮質醇會刺激分解肌肉，變成糖份，如果壓力累積，持續分泌皮質醇，會導致肌肉減少，而脂肪就會增加。

「明明嚴格限制飲食，卻難以瘦下來」，如果你有這種感覺，或許就是因減肥所產生的壓力阻礙了減肥。

而且，**若壓力因素導致身體寒冷，基礎代謝率也會變差**。

「因壓力而吃不下東西，變瘦了」雖然有這樣的例子，但大多情況都是壓力會使人「容易發胖」。

壓力會造成浮腫

壓力也是造成浮腫的原因。

所謂的浮腫，是含有老舊廢物的淋巴液等多餘的水分無法順利排出體外，而殘留於體內，累積在皮下組織中的情形。

長久下來，老舊廢物的蛋白質會夾帶水分，浮腫將變得更嚴重。

各位之中，或許有人正煩惱著「因為浮腫，讓我變得比實際上看起來更胖」。

除了血管、淋巴管及腎臟疾病等原因，發生浮腫的原因可以舉出以下幾個：

- **因寒症導致代謝低下。**
- **攝取太多鹽分。**
- **荷爾蒙失衡。**
- **睡眠不足或是運動量不足。**

實際上，壓力也是造成浮腫的一大原因。

就像前面告訴各位的，壓力是導致寒症、荷爾蒙失衡，以及睡眠不足的原因。

但是，不僅是這樣。

抗壓荷爾蒙的皮質醇有妨礙水分排泄的作用，使水分容易殘留在體內。

此外，誠如之前所提過的，皮質醇能分解肌肉，將其轉變成能源。

體內多餘的水分，會通過血液以及淋巴被排出，但淋巴沒有如心臟之於血液那樣有幫浦機能的臟器，所以是藉由肌肉來進行搬運。

然而，**肌肉若因皮質醇而被分解、衰弱，淋巴的搬運機能就會降低，一樣難以排出多餘水分**。

就像這樣，過度壓力可能是造成肥胖以及浮腫的原因。

要維持美麗、健康的身體，請努力解除壓力吧。

PART 5

用頭蓋骨按摩
遠離疾病，健康生活！

提升免疫力，打造戰勝癌症以及肺炎的身體！

「十大死因」與壓力有密切關係

雖然很突然，但大家知道日本「十大死因」排行榜嗎？

依據厚生勞動省所發表的資料指出，二〇一五年日本人十大死因的前五名，排行與比例如下所示：

第一名　惡性腫瘤（癌症、肉瘤等）二八・七％

第二名　心臟疾病（冠心病、心肌梗塞、心臟衰竭等）一五・二％

第三名　肺炎　九・四％

第四名　腦血管疾病（腦梗塞、蜘蛛膜下腔出血、腦出血等）八・七％

第五名　衰老　六・六%

為什麼我要提起這類話題呢？因為在這之中的第一～四名**「惡性腫瘤」「心臟疾病」「肺炎」「腦血管疾病」，全都和壓力密切相關**。

過多的壓力，會帶給人們身心上許多的不適，有時也會引起嚴重的疾病。

那麼，壓力與各疾病間又有怎樣的關係呢？我們再進一步解釋。

人體自備的癌症預防系統

討論惡性腫瘤，特別是在癌症與壓力之間的關係前，首先說明一下癌症是怎麼發生的。

我們的身體，約由六〇兆個細胞組成，細胞每天都會不斷分裂、新生。分裂時，細胞會隨著基因（DNA）所帶有的訊息而複製，但若因某種原因，導致DNA受傷、有害物質妨礙了細胞的分裂，遺傳情報的複製就會出錯。

這就是癌細胞生成的開端。

當內臟的表面上（上皮）有傷，也可能於修復傷口之際，出現某些問題而產生癌症。

其實，體內每天都會生成三〇〇〇～五〇〇〇個癌細胞。

但是，人類體內具備有「抑制癌症的基因」，能迅速修復受傷的DNA，若細胞受的傷無法修復，細胞就會自殺（apoptosis，細胞凋亡）。

當無法修復DNA，細胞凋亡也無效時，免疫細胞就會排除癌細胞。

人體中就像這樣，具備有預防癌症發生的堅固系統，但是若遺傳訊息的複製錯誤增加，修復DNA以及細胞凋亡的機能衰退，天生抑制癌症的基因出現異常，免疫細胞的運作變遲緩，就無法修復DNA，加上又無法排除，就會出現存活下來的癌細胞。

正常的DNA會一邊與其他細胞、組織間保持平衡，一邊促進、抑制細胞分裂。

但是，癌細胞的DNA並無法如此進行有效的控制。

存活下來的癌細胞一邊侵蝕周圍正常的細胞，同時一邊不斷增生，形成腫瘤、滲入臟器內部，或是隨著血液以及淋巴液被運送到較遠的位置。

壓力會助長癌細胞發生，妨礙排除癌細胞

壓力與癌症的發生途徑有多重的關係。

首先，過度壓力是癌細胞產生的一個原因。

在PART2中我已經提過如下的事情：

- **負責人類免疫機能的，是以白血球為主體的免疫細胞。**
- **免疫細胞有淋巴球、顆粒球等，一旦交感神經居於優位，淋巴球會減少，顆粒球會增加。**
- **顆粒球攻擊性很強，若數量過多會失控。**

・若顆粒球殺死細菌，或是顆粒球本身死亡，將會產生自由基。

但壓力會促使交感神經居於優位，造成顆粒球增加而失控，顆粒球以及顆粒球活動所產生的自由基，會攻擊正常細胞，有時也會傷害DNA。

此外，壓力大的人，有時會傾向飲酒過量、抽菸或過度飲食。

這些都會帶給內臟負擔、傷害內臟上皮、產生自由基，而且酒跟菸所含有的物質有時也會妨礙細胞分裂，一樣是都是產生癌細胞的原因。

不僅如此，**壓力也會讓排除癌細胞的免疫細胞機能降低。**

若顆粒球增加，屬於淋巴球、負責排除癌細胞這項重責大任的NK細胞以及T細胞的比例會減少。

而且，因壓力而導致交感神經居於優位，以及血管收縮，也與免疫力降低有關。

免疫細胞會隨著血液循環全身，但若血流變差，將無法抵達全身各處。

而且，血液循環不良也會給身體帶來「寒症」。

體溫基本上全是由肌肉收縮而成，然後隨著血液被運送至全身。

體溫降低，作為免疫細胞能源的氧氣，作用也會變差。

體溫每下降一度，免疫力就會下降約三〇％。

就像這樣，因壓力所導致的自律神經失調以及免疫力低下，會助長癌細胞產生，阻礙癌細胞被排除。

免疫力降低與肺炎

過度壓力以及伴隨而來的免疫力降低，也是可能感染肺炎的一大原因。

肺炎是細菌或是病毒等在肺部組織中引發感染、發炎，所以會有發燒、咳痰、胸痛等症狀，尤其是高齡者，有時會有生命危險。

細菌或病毒之所以會侵入肺部，都是在免疫力低下、身體無法排除病菌的時候。

因此，容易罹患感冒、身體虛弱的人或高齡者就容易感染肺炎，但因過多壓力而導致免疫力降低的人，感染風險可以說是極高的。

免疫力在副交感神經居於優位時會發揮力量。

為了避免罹患癌症以及肺炎，要盡可能確保能放鬆休息的時間，注意好好睡覺，進行頭蓋骨按摩，努力消除壓力，以提高免疫力。

改善血液以及血管問題！降低罹患心肌梗塞與腦梗塞的風險

心臟疾病以及腦血管疾病的重大原因——動脈硬化

壓力是造成冠心病、心肌梗塞、腦梗塞、蜘蛛膜下腔出血、腦出血等的原因。

所謂的冠心病，是指因通過心臟周圍的冠狀動脈硬化而變狹窄，血液無法被運送到心臟肌肉（心肌）所引起的疾病。

從而，我們稱心肌收縮力衰弱的狀態為缺血性心臟衰竭，並將發展到動脈硬化，並且冠狀動脈內出現血栓，甚至完全堵住血管的狀態為心肌梗塞。

此外，腦梗塞則是因腦部以及頸部的血管動脈硬化而變窄、血栓流經堵塞，因腦部血流低下所引起。

血液的任務是運送必要的氧氣以及營養等到全身的臟器、組織，並回收不要的二氧化碳以及老舊廢物等。

因此，若血液無法被送達心肌以及腦部，這些部分的細胞會陷於氧氣不足、營養不足的狀態，最後就會壞死。

一但壞死的範圍擴大，心臟以及大腦的機能會降低，視情況嚴重程度，有時甚至會死亡。

另一方面，腦出血是運送營養至大腦的血管破裂，引起腦內出血；蜘蛛膜下腔出血是大腦表面的血管破裂，引起覆蓋在大腦表面的一層膜——「蜘蛛膜」與大腦之間出血。

腦出血的症狀有頭痛，同時還有手腳癱瘓或麻痺、語言障礙、頭暈、視野變狹窄；蜘蛛膜下腔出血則會產生劇烈的頭痛，不論何者，視情況都有可能會導致死亡。

動脈硬化就是導致血管破裂的一大原因。

高血壓造成血管以及心臟負擔

所謂的動脈硬化，正如其名，指的是動脈變硬。

動脈有著非常重要的任務，也就是「輸送血液至全身」，但若**動脈變硬，失去了柔軟性以及彈性，就會變得脆弱易破裂，無法順利送出血液。**

雖然動脈會隨著年歲的增長而變硬，但**高血壓也會促進動脈硬化。**

所謂的「血壓」，指的是「血液通過血管時所施加的壓力」「血液衝擊血管的壓力」。

心臟通常在一分鐘內會將血液輸送至血管六〇～八〇次左右。

測量血壓時一定會出現「最高血壓」（收縮壓）以及「最低血壓」（舒張壓）兩個數值，這兩者各自表示血液運輸時對血管所造成的壓力，以及血管輸送血液回流心臟時所產生的壓力。

用幫浦使液體在水管中流動時，黏稠的液體和清澈的液體相比，以及在細水管中流動也比在粗水管中流動，來得更需施力，也更會對水管施加壓力。

同樣的，**血液若黏稠、血管若偏細，心臟就必須更強力送出血液，造成血壓升**

高。

若持續抱有龐大的壓力，為了不讓血管破裂，身體就會增厚血管壁。

但是，血管壁若變厚，血液流經的通道就會變狹窄。

血液為了通過變狹窄的血管，會施加更大的壓力於血管，而身體又會不服輸般地增厚血管壁……。

這麼一來，動脈的血管壁會愈變愈厚、愈變愈硬，失去柔軟性與彈性，於是引起動脈硬化。

就像這樣，**高血壓是造成動脈硬化的一大原因，但另一方面，也會帶給心臟極大的負擔**。

肌肉愈鍛鍊就會變得愈厚、愈硬。

心肌也一樣。若持續強力輸送血液，心肌也會變厚、變硬，但相反地會失去柔軟性，做為幫浦的機能就會變弱。

因此，只是稍微動一下身體都會喘、心悸變劇烈，有時也會導致心臟衰竭。

壓力會使血液變黏稠，血管硬化

血栓以及動脈硬化是造成心臟疾病以及腦血管疾病的原因，會帶給心臟很大的負擔。

其實壓力也與這些疾病的發生有很大的關聯。

首先，**感受到壓力，交感神經居於優位時，血管會收縮，血壓會上升，心跳數也會提高**。

若是暫時性的還好，但若感受到非常強大的壓力、持續感受到壓力時，就會帶給血管以及心臟負擔，血管將會變得愈來愈硬。

壓力還會使血液中的紅血球增加。

我們稱壓力導致紅血球變多的症狀為「壓力紅血球增多症」，這會引起頭痛、暈眩、耳鳴等症狀，若紅血球的數量明顯增多，血液的流動會變遲滯，使血管容易阻塞。

此外，自律神經以及荷爾蒙的分泌一旦失衡，身體的代謝機能會低下，血液中的糖分、老舊廢物、超壞低密度膽固醇，以及中性脂肪等會增加，血液就會變黏稠。

而壓力所產生的過多自由基，會使體內的膽固醇以中性脂肪氧化變成過氧化脂質。

這麼一來，脂質會附在血管壁上，血管會變窄，血壓會升高，一樣會帶給血管以及心臟負擔。

當然，若因壓力而增加飲酒、吸煙量，也會成為引發動脈硬化的原因。

適量的酒精可以降血壓、促進血液循環、增加俗稱為「好膽固醇」的高密度脂蛋白，有讓血液難以凝固的作用，可以預防動脈硬化以及血栓的發生。

但是，飲酒過量會讓血壓升高，提高發生疾病的風險。

另一方面，抽煙在某種程度對於舒緩壓力是有效的。

只是，**香菸中所含的尼古丁，會和血液中的血小板結合、讓血管收縮，成為形成黏稠血液以及血液循環不良的原因**。

而且，因抽煙所產生的一氧化碳，會讓紅血球中本來應該要和氧氣結合的血紅素優先結合，所以無法充份將氧氣運送至全身。

有報告指出，抽煙會促進血壓上升以及動脈硬化，抽煙者罹患冠心病以及心肌梗塞的危險性是不抽煙者的兩～三倍。

壓力造成血液會變得更容易凝固

一旦有壓力，容易形成血栓。

形成血栓的原因是，血液中所含有稱為「纖維蛋白」的物質。皮膚以及血管受傷時，纖維蛋白會釋出網狀的物質，將紅血球與血小板集中，有凝固血液、止血的效用。

若黏稠的血液或自由基流入失去柔軟性、變脆的血管中，就容易傷害到血管壁。血管一旦受傷，纖維蛋白就會製造瘡痂狀的物質，在多次重複製造中，**瘡痂狀的物質會重疊起來，形成血栓**。

而且纖維蛋白有一個性質是，一旦有壓力，就會活化，釋放出更多的網眼狀物質。

甚且，感受到壓力時，腎上腺素分泌的皮質醇另有一個效用是讓血液凝固、抑制血栓溶解。**感受強烈壓力時，與沒有感受到壓力時相比，血液變得容易凝固的程度會提高三〇%**。

不只如此。

壓力還會引起「心房顫動」。

通常，我們的心臟會遵循位在右心房的竇房節所發出的電子訊號，一分鐘內規律地重複著八十次的收縮與擴大。

但是，因某種原因而使電子訊號混亂時，心房會不規律地顫動，心臟正確的節奏會失調，發生心悸以及心律不整等。

這就是心房顫動，而一般認為，壓力也是引起電子訊號混亂的一大原因。

一旦出現心房顫動，血液會停滯在心臟內，容易形成血栓。

就像這樣，壓力帶給心臟疾病以及腦血管疾病的影響是難以計數的。

因此，想要防止動脈硬化、預防血栓形成，有幾件事很重要：

- **均衡飲食。**
- **確實攝取水分。**
- **適度運動。**
- **節制飲酒與抽煙。**

再加上利用本書的頭蓋骨按摩法，來緩解頭部僵硬、消除壓力，都是必不可缺的。

PART 5

頭蓋骨按摩，教你遠離疾病，健康生活！

按摩頭蓋骨，有助降血糖，預防糖尿病！

糖尿病席捲全世界

近年來，糖尿病的患者數正急遽增加中。

在日本，根據厚生勞動省進行的調查得知，二〇一一年的調查中，糖尿病的總患者數約有二七〇萬人，但到了二〇一四年卻是約三一六萬六〇〇〇人，是歷年來最多。

此外，在二〇一五年時，「二十歲以上極為疑似患有糖尿病的人」（包含已經接受診斷、接受治療的人）約有一一四四萬人，而「無法否定可能患有糖尿病的人」則攀升到約一二二三萬人。

成年男性約三五％、女性約二五％竟然都有罹病的風險，現今在日本已被稱為是「國民病」的糖尿病，究竟是怎麼樣的疾病呢？

糖尿病是血液中葡萄糖（血糖）的量，比正常時更多的疾病，分有第Ⅰ型與第Ⅱ型兩種。

一般來說，血糖值是受到「胰島素」這個荷爾蒙所控制。

進食後，血糖值一旦上升，胰臟的胰島這個部位的β細胞會分泌胰島素。

依據胰島素的作用，血液中的葡萄糖會被送至肌肉，被當作能量利用，或是被貯藏在細胞內或組織內，血糖值就會下降。

但是，因過往曾受過病毒感染，免疫細胞的淋巴球失控而破壞了β細胞，就無法分泌胰島素。

這就是第Ⅰ型糖尿病。

發病患者以兒童以及年輕人居多，又稱為「小兒糖尿病」。

另一方面，第II型糖尿病是因某種生理因素，難以分泌胰島素或是胰島素作用不良，使得血糖值升高。

發病患者以中高年齡層居多，又被稱為「成人型糖尿病」，日本人的糖尿病患中，約有九五％是屬於第II型。

可怕的糖尿病併發症

糖尿病初期的症狀，可以列舉如下：

- **由於糖分會和水分一起排出體外，尿量會變多。**
- **因為大量排出尿液，容易形成脫水狀態，或是變得非常口渴。**
- **無法利用糖轉化為能量，身體會轉而利用蛋白質以及脂肪當作能量源，所以體重會減輕。**
- **因能量不足或體重減輕，會變得非常容易疲倦、想睡。**

第I型會突然出現這些症狀，但第II型卻是在不知不覺中發病，很多時候都是緩慢進行。

但是，**糖尿病真正的恐怖之處是併發症**。

不論是第I型還是第II型，因為體內無法製造出胰島素，血管中會殘留大量的葡萄糖，造成血液變黏稠。

這麼一來，血流會變差、血管會劣化，導致引發腎臟病、心肌梗塞、腦梗塞、神經病變、白內障等疾病，有時還會引發攸關性命的嚴重併發症。

壓力，才是造成糖尿病的原因

此前，我們都認為，第II型糖尿病是「有遺傳性而容易罹患糖尿病的人，因運動不足、吃太多、喝太多才容易發病」，而隨著糖尿病患者數的增加，發覺飲食生活的變化，導致碳水化合物的攝取量增加、運動量減少之故。

但是近年來發現，**壓力是第II型發病的一大原因**。

感覺到壓力，交感神經居於優位時，人體會分泌腎上腺素、皮質醇以及升糖素，這些激素的作用是將儲存在肌肉等之中的葡萄糖，釋放到血液中，提升血糖值。

而且，**皮質醇還有一個作用，就是會讓胰島素的效用變差**。

因此，不論身體如何分泌胰島素，血糖值都難以下降，若持續承受壓力的狀態，血糖值飆高的狀態也將會持續，就容易引發糖尿病。

當然，因壓力所造成的暴食、飲酒過度、抽煙，也會使血糖值上升。

尤其是**香菸中所含的尼古丁，會削弱胰島素的作用，減少胰島素的分泌**，吸煙者與非吸煙者相比，處理葡萄糖的機能也會下降四五％。

更甚的是，吸煙會阻礙血流，所以心肌梗塞與神經病變等，都會促使糖尿病併發症的進行變快。

實際上，德國一個機構，以住在德國約五千名勞動者為對象進行調查，結果發現，感受到強烈壓力的人，與沒有感受到強烈壓力的人相比，第II型糖尿病發病的風險提高了四五％。

此外，在加拿大，以約七千名女性為對象所進行的調查，出現的結果為，工作壓力多的女性與沒那麼多的女性相較，第II型糖尿病發病的風險提升到兩倍。

為了預防糖尿病以及隨之而來的併發症，或是阻止其繼續發展，改善生活習慣以及消除壓力是非常重要的。

消除壓力，預防憂鬱，獲得身心健康！

每十五人，就有一人曾罹患憂鬱症

近年來，據說患者數仍在增加中的就是「憂鬱症」。

根據日本厚生勞動省的「患者調查」顯示，一九九三年時約有十三萬名憂鬱症患者，二〇一四年已達約七十三萬人，其他調查也顯示，每十五人，就有一人過去曾罹患過憂鬱症。

發生討厭或悲傷的事時，雖會陷入暫時的憂鬱、拿不出動力，但憂鬱症的情況是「非常痛苦，對任何事都不感興趣，也感受不到喜悅」，這種狀態會從早到晚持續好幾天。

一旦罹患憂鬱症，會出現以下幾種症狀：

・變得憂鬱或是情緒消沉。
・對任何事都不覺得有趣或有興趣。
・即使一點小事也覺得不安與焦慮。
・專注力或注意力下降。

除了上述精神上的症狀，身體也會出現各種症狀：

・沒精神。
・睡不著，或是相反地睡太多。
・沒食慾，或是相反地暴食。
・頭、肩、腰、背等感到疼痛。
・胃痛、便秘或腹瀉。

・心悸變劇烈、會喘、暈眩。

因壓力而導致血清素減少，可能是罹患憂鬱症的原因

罹患憂鬱症的原因，雖還未清楚解明，但最近的研究指出，罹患憂鬱症時，在腦神經細胞間負責傳遞情報的神經傳導物質，產生了某種變異。

神經傳導物質之中，血清素、去甲基腎上腺素以及多巴胺，主司與感情相關的神經訊息傳達，讓心情高昂或冷靜，並控制隨之而來的身體反應。

尤其是血清素，還具有以下作用：

- **消除不安與緊張，安定情緒，讓人擁有幸福感。**
- **平衡交感神經與副交感神經作用。**

一般認為，**憂鬱症與血清素的分泌量降低，有很大的關係。**

透過消除壓力，遠離憂鬱症

誠如我在PART2中所說，感受到壓力時，交感神經會居於優位，加速身體的運作。

此時人體具有爆發力，但同時身體各處也可能造成過度負擔。

若壓力是暫時性的，最後血清素會分泌，變成副交感神經居於優位的狀態，但是，**若壓力過大、長時間處於抱有壓力的狀態，或是血清素分泌量少時，就無法順利切換到副交感神經**。

這麼一來，身心無論何時都無法放鬆，所以無法消除疲勞，最後會耗盡能量，陷入憂鬱狀態或罹患憂鬱症。

此外，關於壓力與憂鬱症的關係，其他還有一種說法是：「**人們感受壓力，所分泌的皮質醇，會讓腦神經細胞萎縮，導致大腦機能降低或憂鬱症惡化**」。

就像這樣，憂鬱症與壓力之間有非常深切的關聯。

不是只有「脆弱的人」會罹患憂鬱症。

壓力量超過忍耐界限時，任誰都有可能罹患憂鬱症。

憂鬱症有各種類型，治療法與預防方法各有不同，但為盡可能避免罹患憂鬱症，據說增加血清素很有效，也可以進行日光浴與有氧運動，更重要的是過著規律的生活，不要勉強身體，進行頭蓋骨按摩以緩解頭部的僵硬，注意消除壓力。

調整自律神經，告別睡眠不足

睡眠不足是萬病之源

不少現代人都有睡眠相關煩惱。

根據厚生勞動省於二〇一四年進行的「國民健康・營養調查」指出，二十歲以上，感受到「（調查日期前）一個月內，無法靠睡眠獲得充分休息」的人占總人口的二〇%。

在各位之中，是否有人「難以入睡、淺眠」「難以消除疲勞」的呢？

但是，想要健康生活，睡眠就非常重要。

首先，睡著期間，身體內會修復老舊細胞或受傷細胞、促進物質代謝，以及生產紅血球、白血球、淋巴液。

若睡眠不足，將無法修復全身的肌肉、內臟以及細胞損傷，也會使身體持續處於慢性疲勞狀態，長期下來也有損健康。

此外，心臟以及大腦會在睡眠期間放慢活動速度，獲得休息，但睡眠不足時，就不得不全力持續活動，所以會疲勞。

尤其睡眠不足會對大腦造成極大傷害，**若持續無法獲得充足的睡眠，大腦的細胞就會受損。**

腦細胞的再生也是在睡眠中進行，若持續睡眠不足，被破壞的腦細胞永遠無法修復，最後就會死絕。

大腦會在睡眠時，整理一天當中發生的事與學習到的東西，將必要訊息作為記憶儲存，牢牢固定下來。

因此，睡眠不足，會降低記憶力以及認知能力。

若睡眠不足，也會提高罹患癌症、心臟疾病以及腦血管疾病等的風險。

排除癌細胞等的免疫細胞，在副交感神經居於優位時，也就是放鬆或睡眠時，會更活躍地活動。

修復受傷的血管，也是在睡著時進行。

若持續睡眠不足，血管會逐漸劣化，最後發展成動脈硬化。

身心無法好好休息，可能會引起憂鬱症等疾病。

睡眠時間短，容易變胖變醜

對美容來說，睡眠當然很重要。

首先，睡眠不足會讓肌膚狀態惡化。

促進代謝、有促進細胞結合作用的成長荷爾蒙，在入睡後的三小時內分泌最多，並且會在睡眠中運送到身體各處。

因此，**若睡眠不足，肌膚的新陳代謝就無法順利進行，老化角質容易殘留、傷口也難以治癒**。

而暗沉、皺紋、黑斑、息肉等就容易冒出來，保水力衰退，肌膚也容易變得乾燥。

此外，**睡眠不足也會導致暴食**。

人覺得吃飽或在熟睡時，脂肪細胞會分泌「瘦蛋白」（抑制食慾荷爾蒙），空腹或淺眠時，胃會分泌「類生長激素」（增進食慾荷爾蒙）。

食慾是由這兩種荷爾蒙所控制，若睡眠時間短，瘦蛋白會減少，分泌大量類生長激素。

因此，人就難以感受到飽足感，而不禁過度飲食。

睡眠與血清素的關聯

那麼，為什麼會出現「想睡卻睡不著」、「淺眠」這些問題呢？

睡眠與各種各樣的荷爾蒙有關。

例如大腦松果體製造的荷爾蒙——褪黑激素，它的作用是讓人自然地想睡，所以又稱為「睡眠荷爾蒙」。

另一方面，大腦在白天會製造血清素，而褪黑激素的量與血清素的分泌量也有著密切的關係。

也就是說，若因某種原因使**血清素的分泌減少，相對的，褪黑激素的分泌也會減少，變得難以入睡**。

此外，血清素也有調整自律神經平衡的作用。

睡眠時，副交感神經本應該居於優位，讓身心放輕鬆，但若**血清素沒有分泌足夠，自律神經失調，就算到了晚上，仍持續交感神經處於優位的狀態，就會睡不著**。

而不規律的生活與過多的壓力，也會大為阻礙血清素的分泌。

壓力還會擾亂人類的睡眠週期。

睡眠是以九〇～一二〇分鐘為一個循環，進行身體雖在休息，但會重複大腦活潑運動的「快速動眼期睡眠」，以及大腦跟身體都獲得深度休息的「非快速動眼期睡眠」。

但是，若帶著壓力入睡，淺眠（快速動眼期睡眠）的時間會增加，深層睡眠

（非快速動眼期睡眠）時間會縮短。

由此可見，壓力是睡眠的大敵。

此外「睡不著」或失眠所導致的身心不適會成為壓力，進而變得更睡不著，陷入惡性循環。

若有睡眠相關問題煩惱的人，可試試：

・養成規律生活。

・睡前悠閒泡個澡，讓身心放輕鬆。

・睡前不要看手機、電腦、電視等，不要攝取咖啡因、不要吸煙。

此外，除了以上的建議，請各位也務必加上頭蓋骨按摩。

Note

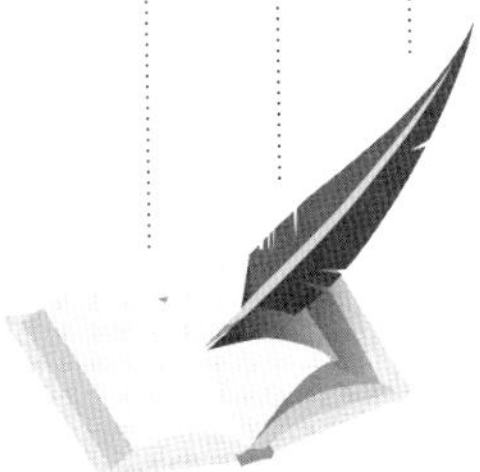

Note

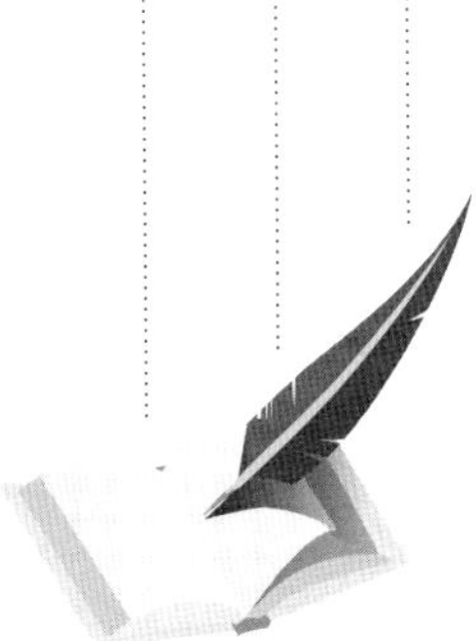

國家圖書館出版品預行編目資料

頭蓋骨按摩導引全書 / 寺林陽介著 ; 內野勝行監修 ; 楊鈺儀譯. -- 初版. -- 新北市 : 世茂, 2018.12
面 ; 公分. -- (生活健康 ; B447)
ISBN 978-957-8799-51-6(平裝)

1.按摩 2.頭蓋骨 3.健康法

418.9312 107016032

生活健康B447

頭蓋骨按摩導引全書

作　　者 / 寺林陽介
監　　修 / 內野勝行
譯　　者 / 楊鈺儀
主　　編 / 陳文君
責任編輯 / 曾沛琳
封面製作 / 林芷伊
出 版 者 / 世茂出版有限公司
地　　址 / (231)新北市新店區民生路19號5樓
電　　話 / (02)2218-3277
傳　　真 / (02)2218-3239（訂書專線）、(02)2218-7539
劃撥帳號 / 19911841
戶　　名 / 世茂出版有限公司
世茂網站 / www.coolbooks.com.tw
排版製版 / 辰皓國際出版製作有限公司
印　　刷 / 祥新印刷股份有限公司
初版一刷 / 2018年12月

I S B N / 978-957-8799-51-6
定　　價 / 300元

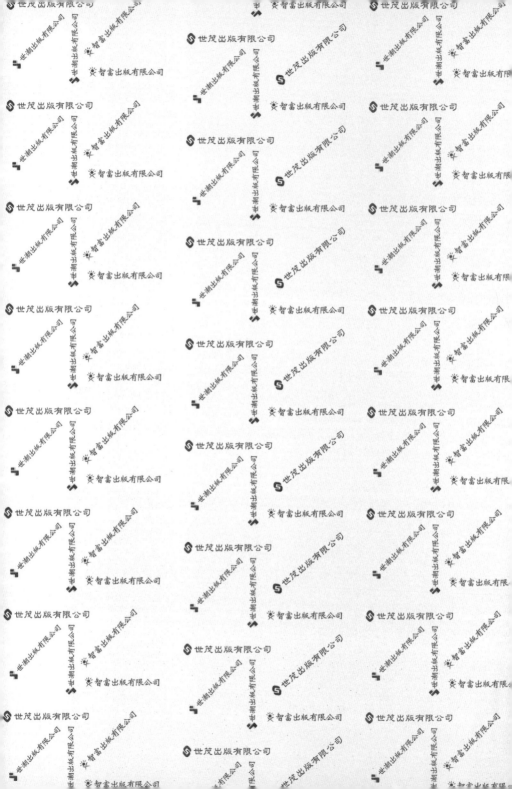

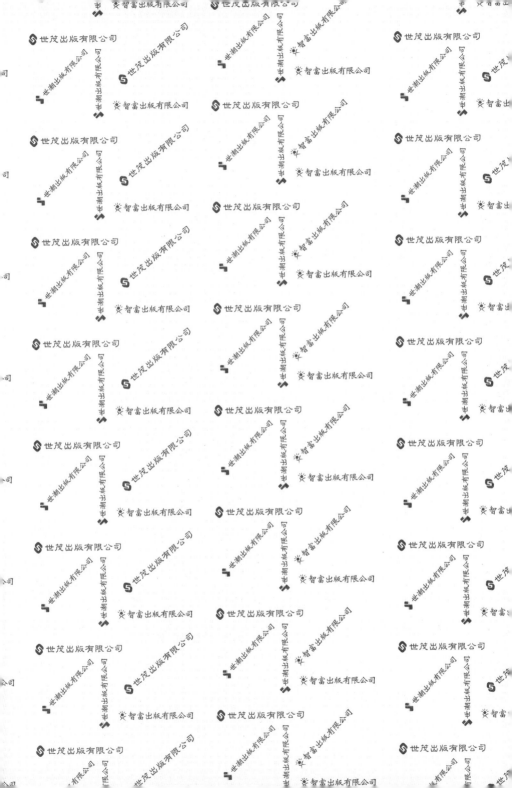